見て分かる！
読んで納得！

婦人科ウイルス感染症の臨床

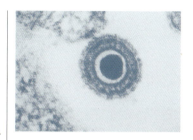
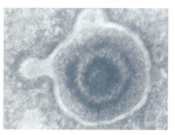
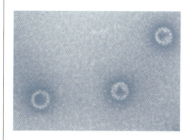

川名　尚／川名　敬

金原出版株式会社

代表的な女性性器の

①性器ヘルペス（HSV-1 による初発）

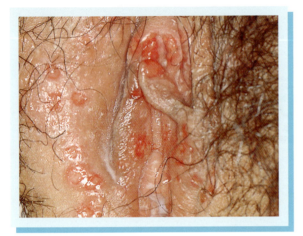

p.12, 症例 1-② 図 b

②性器ヘルペス（HSV-2 による初発）

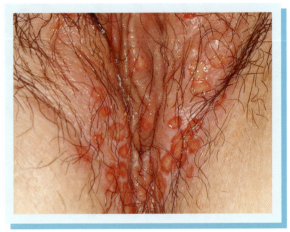

p.26, 症例 5-② 図 a

③性器ヘルペス（HSV-2 による再発）

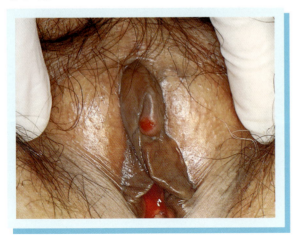

p.66, 症例 1-④ 図 b

④性器ヘルペス（HSV-2 による腟部病変）

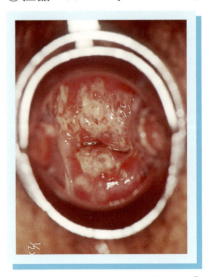

p.87, 症例 2-⑥

ウイルス感染症

⑤尖圭コンジローマ

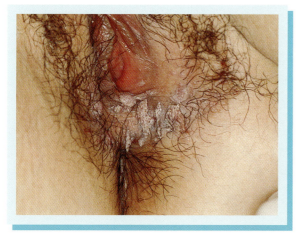

p.172, 症例 4

⑥ボーエン様丘疹症

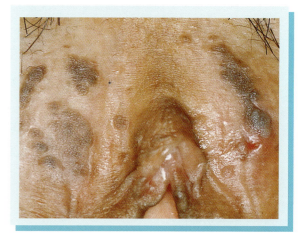

p.188, 症例 3

⑦外陰帯状疱疹

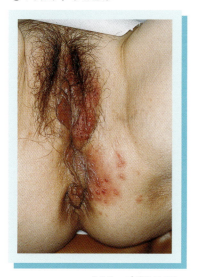

p.223, 症例 5 図 a

⑧性器伝染性軟属腫

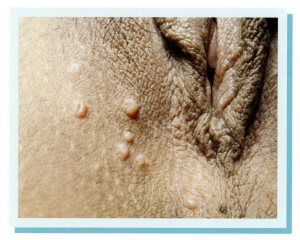

p.235, 図 6

ここに呈示した症例は典型例です。実際は様々な所見を呈しますので本書をご覧ください。

はじめに

　一般にウイルス感染によって発症する疾患は，臨床的に広いスペクトラムを持っています。これは女性性器のウイルス感染症も同様です。急性感染症や慢性感染症を発症するだけでなく，ヒトパピローマウイルスのように癌の発生の根源にかかわることもあります。

　電子顕微鏡でなければ見ることができず，検出も容易でなく，核酸しか持たない小さい「ウイルス」は，学問的にも臨床的にも敷居の高い病原体でした。

　細菌感染症が抗生物質の発達とともに多くの臨床的問題が解決されたのに対し，ウイルス感染症は一部を除いて有効な化学療法薬の開発は満足すべき状況にはありません。DNAまたはRNAしか持たないウイルスは細胞に寄生して増殖するため，ウイルスを特異的に増殖阻止する薬剤の開発が難しいからです。しかしこの数年間，分子生物学を中心としたウイルス学の発達は驚異的であり，新しいウイルスの発見や鋭敏な検出法の開発により新たな局面を迎えました。

　しかしながら，ウイルスの感染病理は複雑で感染後，細胞に潜伏した後，時々再活性化されて出現し疾患をもたらしたり，一方で宿主の免疫を巧みにすり抜ける技を持つなど賢い病原体でもあり，ウイルス感染の制御には新しいコンセプトが必要となります。この複雑な性質を有するウイルスの病原性も複雑で，臨床症状も多様であり，診断と治療を任されている臨床医にとっては悩ましい課題が多くあります。

　性器のウイルス感染でももちろんこのような問題が多くありますが，新しい診断法や抗ウイルス薬が開発されて診断や治療の実際に役立つようになってきました。

　さらに，ヒトパピローマウイルス（HPV）に対するワクチンが開発され，子宮頸癌が予防できるようになったことは特筆すべきことです。

　HPVワクチンが平成25年4月より定期接種に採用され，HPV感染症の制御とそれに伴う子宮頸癌の予防が国レベルで行われるようになったことは画期的なことでした。しかし，このワクチンによる副作用がやや過大にマスコミを通じて報道され，厚労省も積極的には推奨しないという慎重な立場をとるようになり，現在接種者が激減していることは誠に残念です。

　本書は，20世紀後半のウイルス学の発展の時代に婦人科におけるウイルス性疾患の臨床的・ウイルス学的研究を行ってきた筆者らが臨床的な立場を重視して今まで集積してきた臨床写真を供覧しながら解説を試みたものです。これらの臨床写真の多くは1900年代のものですが，このような貴重な記録を残すことができたのも一重に理解ある患者様のお陰であり，心から謝意を表します。

筆者（川名　尚）は45年間にわたって性器ヘルペスの臨床的・ウイルス学的研究を行ってた経緯もあり，性器ヘルペスに多くの紙数を割いてあります。性器ヘルペスの多様な臨床像だけでなく，筆者の誤診例なども敢えて呈示して，この疾患の診断の難しさもご理解いただけるよう企画しました。

　本書は女性性器に感染する4つのウイルス疾患について，入門編，臨床所見，基礎に分けて述べました。入門編は内容をコンパクトにまとめてありますので，臨床所見をみる前に是非読まれることをお薦めします。

　また基礎はウイルス学的，臨床的に一歩踏み込んだ内容となっていますので，一読されるとさらに理解が深まると思います。

　また母子感染の立場からは妊婦における性器のウイルス感染は，妊娠や分娩を取り扱う際に重要な問題となりますので，この点についても，筆者らの考えを述べました。

　ウイルス学は日進月歩であり，本書はあくまでも2016年における現状であり，今後，新たな展開が起こることも十分あり得ることをご理解いただければ幸いです。

2016年3月

川名　尚

川名　敬

目　次

- ■代表的な女性性器のウイルス感染症 …… ii
- ■はじめに …………………………………… iv

第1章　性器ヘルペス

入門編 …………………………… 2
　はじめに　2
　1. 臨床症状　3
　2. 診　断　4
　3. 治　療　5

臨床所見 ………………………… 8
　A　初発 ……………………………… 11
　　HSV-1 による初感染初発　11
　　HSV-2 による初感染初発　22
　　HSV-1 による非初感染初発　36
　　HSV-2 による非初感染初発　45
　B　再発 ……………………………… 56
　　HSV-1 による再発　56
　　HSV-2 による再発　65
　C　子宮腟部・腟病変 ……………… 83
　D　妊娠中の性器ヘルペス ………… 91
　E　誤診例 …………………………… 105

基　礎 ………………………… 140
　1. 感染病理　140
　2. 臨床検査　148
　3. 治　療　154
　4. 予防とカウンセリング　158
　5. 性器ヘルペス合併妊娠の取り扱い　159
　6. 性器ヘルペスの疫学　163

第2章　尖圭コンジローマ

入門編 ………………………… 168
　はじめに　168
　1. 臨床症状　168
　2. 診　断　169
　3. 治　療　170

臨床所見 ……………………… 171
　A　外性器 …………………………… 172
　B　腟 ………………………………… 182
　C　ボーエン様丘疹症 ……………… 187
　D　子宮頸部 ………………………… 191
　E　妊娠合併尖圭コンジローマ …… 198
　付　腟前庭乳頭腫症 ………………… 200

基　礎 ………………………… 207
　1. 感染病理　207
　2. 疫　学　208
　3. HPV ワクチン〜予防法　210
　4. HPV による母子感染症：若年性再発性呼吸器乳頭腫症（JORRP）　212
　5. 尖圭コンジローマ合併妊娠の管理　213

第3章 外陰帯状疱疹

入門編 …… 218
  はじめに 218
  1. 臨床症状 218
  2. 診 断 219
  3. 臨床検査 219

臨床所見 …… 221

基 礎 …… 230
  1. 感染病理 230
  2. 診 断 230
  3. 臨床検査 230
  4. 妊娠合併帯状疱疹の管理 231

第4章 性器伝染性軟属腫（Molluscum Contagiosum）

入門編 …… 234
  はじめに 234
  1. 臨床症状 234
  2. 診 断 235
  3. 治 療 235

基 礎 …… 237
  1. ウイルスについて 237
  2. 予 後 237

第5章 子宮頸部と腟のウイルス感染

入門編 …… 240

各 論 …… 242
  1. ヘルペスウイルス科 242
  2. パピローマウイルス科 245
  3. レトロウイルス科 248

あとがき …… 251
索 引 …… 253

コラム
性器ヘルペスの原因は単純ヘルペスウイルス2型だけではない … 6
性器ヘルペスは「今日の緋文字」? …… 7
感染経路についての推察 …… 148
HPV治療ワクチン …… 216
子宮頸部の解剖と生理 …… 241

第1章
性器ヘルペス

第1章 性器ヘルペス

入門編

はじめに

　性器ヘルペスは単純ヘルペスウイルス（Herpes simplex virus；HSV）の1型（HSV-1）または2型（HSV-2）の感染症です。

　HSVに感染すると感染部位で増殖すると同時に知覚神経を上行し，知覚神経節である仙髄神経節に至りここで増殖するとともに潜伏感染します。潜伏感染しているHSVは，しばしば再活性化され知覚神経を下行して再び外陰の皮膚，粘膜や子宮頸管に出現し病変を形成しますが，病変を形成せずに排泄されることも多いとされています。潜在感染したHSVは一生涯排除されることはありません。

　臨床分類：臨床的には，初発と再発に分類されます。初発とは初めて発症する場合を，再発は繰り返し再発する場合を示します。

　感染病理学的には初発は，さらに初感染と非初感染に分けられます。初感染はHSVに初めての感染して発症する場合で発症時は血清抗体が陰性です。非初感染は既に感染して知覚神経節に潜伏感染していたHSVが再活性化されて初めて発症するものをいいます。この場合は発症時にHSVに対する抗体が陽性です。

　したがって，感染病理学的には以下のようになります。本書では臨床例をこの分類により呈示します（表1）。

　実は，HSV-1に感染していた人が新たにHSV-2に，またはHSV-2に感染していた人が新たにHSV-1に感染する場合もあります。これを外国ではnonprimary first episode（npfと略）と呼んで区別していますがよい日本語訳がありません。

表1　性器ヘルペスの臨床分類とHSVの型

臨床分類	感染病理学的分類	感染しているHSVの型
初発	初感染初発	HSV-1
		HSV-2
	非初感染初発	HSV-1
		HSV-2
再発	再発	HSV-1
		HSV-2

1. 臨床症状

a 初発

性交渉などの感染の機会があってから2～20日（平均4～5日）して強い外陰痛を伴って大・小陰唇，腟前庭，会陰などの外性器に水疱や浅い潰瘍性病変が多数形成されます。診断は臨床経過や外陰病変などの臨床診断と臨床検査により行います。HSVによる病変は一般に水疱→浅い潰瘍→痂皮へと進むとされますが，粘膜では水疱の期間はごく短かく浅い潰瘍が主病変となります。潰瘍性病変は円～楕円形が多いのですが，時に線状のものや癒合することにより地図状を呈するものもあります。時には深い潰瘍を呈することもあります。初感染では，左右対称的に病変がみられることもありますが片側性のこともあります。鼠径リンパ節の腫脹・圧痛は，初感染では必発です。初発では外陰の症状が出現する前から発熱，頭痛，全身倦怠感などの全身症状が出現することがあります（表2）。腟や子宮頸部にもしばしば病変（壊死性）が形成されます。非初感染初発では初感染初発に比べ症状はより軽いことが多いです。

a 再発

再発は発症を繰り返す例を指しますが，初発に比べ症状は軽く1～数個の浅い潰瘍性病変または水疱を形成します。1週間以内に治癒します。多くの場合，発症する前に前兆として発症部位付近や時に大腿後面に異和感を訴えます。この時期に抗ウイルス薬の投与を行うと発症を抑えられたり，軽い症状ですむこともあります。

表2 性器ヘルペスの感染病理学的分類による臨床症状

臨床分類 HSVの型	強い外陰痛	発熱 （38℃以上）	鼠径リンパ節腫脹	潰瘍・水疱の数	
				多数	数個
初感染初発 HSV-1 HSV-2	47/50 (94%) 31/31 16/19	32/49 (65%) 21/31 11/19	41/45 (91%) 25/26 16/19	45/50 (90%) 30/31 15/19	5/50 (10%) 1/31 4/19
非初感染初発 HSV-1 HSV-2	4/22 (18%) 2/5 2/17	2/22 (9%) 0/5 2/17	4/21 (19%) 1/5 3/16	3/22 (14%) 0/5 3/17	19/22 (86%) 5/5 14/17
再発 HSV-2	3/16 (19%)	0/16 (0%)	2/16 (13%)	1/16 (6%)	15/16 (94%)

(Kawana T et al : Clinical and virologic studies on female genital herpes. Obstet Gynecol 60 : 456-461, 1982)

感染病理学的分類からみた臨床症状の頻度を表2に示しました。

■ **診断のポイント**

性器ヘルペスの病変は基本的には，主として浅い潰瘍性病変や水疱です。外陰・肛門・殿部・下腿などの仙骨神経支配領域（Sacral nerve root ganglia）にこれらの病変を診たらヘルペスウイルス感染を疑ってください。ただし，その形や数などは決まってはいませんので注意が必要です。

初感染初発例は，性的接触などの感染の機会から平均4〜5日で発症しますが，非初感染初発例は感染した時期はかなり前のことが多いので，感染の時期を特定はすることは困難です。

2. 診 断

臨床症状からまず疑いますが臨床検査により確定します。検査には病原診断と血清診断があります。病原診断は病変部から単純ヘルペスウイルスを直接証明する方法で，診断的意義は高く，できるかぎり本法を用いるようにします。

a 病原診断

病原診断には以下のようなものがありますが，それぞれ長所・短所があります。

①**核酸増幅法**：PCR（Polymerase chain reaction）法やLAMP（Loop mediated isothermal amplification）があります。現在用いられる検査の中では最も感度がよく，しかも特異度もよく型識別も可能ですが，現在（2016年）は保険未収載です。

②**分離培養法**：組織培養を用いて生きたHSVを分離します。蛍光抗体法によって同定と型の決定を行う方法でウイルス検査のgold standardではありますが，時間と手間・費用がかかり日常臨床には適していません。

③**感染細胞検出法**：病変部の擦過スメアに蛍光抗体法を用いて，HSV感染細胞の検出を行う検査です。HSVの型判別もでき保険に収載されていますが，問題は感度がかなり低いため本法で陰性でもHSV感染は否定できないことです。

④**HSV抗原検出法**：病変を擦過した検体中にHSV抗原を免疫クロマト法で検出する方法で保険収載されています。感度は比較的よいのですが型識別ができない欠点があります。

b 血清診断

「発症してから時間が経っていて病変が陳旧性で病原診断が難しい場合」や「病変がはっきりしないが性器ヘルペスの可能性もある場合」などに用います。ELISA法を用いIgG抗体

の有意上昇や IgM 抗体の検出により行います。この際注意しなければならないことは単純ヘルペスウイルスに対する抗体を有している人は，人口の約 50～60％もいますので陽性であるからといって当該病変や症状が HSV によるものかどうかはすぐには決められない点です。ただ，高い IgM 抗体が検出された場合は，HSV 感染による病変の可能性が高くなります（p.152 参照）。

まとめますと性器ヘルペスの診断に際しては「病変があるときは，病原診断が第一選択」です。病変がない場合には単に HSV 抗体が陽性というだけで性器ヘルペスと診断することはできませんが，性器ヘルペスを疑わせる症状があり高い IgM 抗体が検出される場合は可能性があります。

3. 治　療

治療は抗ヘルペスウイルス薬の全身投与が基本です。性器ヘルペスの発症は，知覚神経節に潜伏している HSV の再活性化によるものなので，目に見える粘膜や皮膚の表面の外陰病変だけに HSV が存在するのではなく広く HSV が感染しています。そのため抗ウイルス薬を含む軟膏による局所療法だけでは治療は不十分です。

また髄膜炎や髄膜炎様症状を呈したり，高熱が続いたり，外陰部の広汎な病変のため排尿が困難な場合などの重症例では入院加療が必要です。

a 初　発

- アシクロビル錠（ゾビラックス® など）200 mg を 1 回 1 錠，1 日 5 回，5～10 日間経口投与。症状に応じて投与期間を 10 日間まで延長します。
- バラシクロビル錠（バルトレックス®）500 mg を 1 回 1 錠，1 日 2 回，5～10 日間経口投与。症状に応じて投与期間を 10 日間まで延長します。
- ファンシクロビル錠（ファムビル®）250 mg を 1 回 1 錠，1 日 3 回，5 日間。

＜重症例＞
- 注射用アシクロビル 5 mg/kg/回を 1 日 3 回，8 時間ごとに 1 時間以上かけて 7 日間点滴静注します。その後，経口投与に切り替えます。
- 症状に応じて，投与期間を 10 日間まで延長します。

b 再　発

- アシクロビル錠 200 mg を 1 回 1 錠，1 日 5 回，5 日間経口投与。

- バラシクロビル錠 500 mg を 1 回 1 錠，1 日 2 回，5 日間経口投与。
- ファンシクロビル錠 250 mg を 1 回 1 錠，1 日 3 回，5 日間経口投与。

c 再発抑制療法

　年 6 回以上再発を繰り返す患者や再発時の症状が重い患者に対して患者の精神的苦痛や QOL の改善や他人への感染を予防することを目的として，抗ヘルペスウイルス薬の継続投与による抑制療法が行われます。

　バラシクロビル錠 500 mg を 1 回 1 錠，1 日 1 回，連日投与し，投与期間としては 3 カ月以上～1 年間を目標とします。

d 局所療法

　軽症例に対しては 3％ビダラビン軟膏（アラセナ®）または 5％アシクロビル軟膏を 1 日数回，5～10 日間塗布します。

　ただし，これらは局所保護程度の効果しかなく病期を有意に短縮することはなく，経口投与が第一選択となります。

コラム　性器ヘルペスの原因は単純ヘルペスウイルス 2 型だけではない

　単純ヘルペスウイルス（HSV）は抗原的に一部異なる 1 型と 2 型のあることが 1960 年代後半に発見されました。興味深いことに脳，口，眼など上半身から分離されるのは 1 型，性器など下半身からは 2 型という棲み分けが行われているということが言われるようになりました。つまり性器ヘルペスは 2 型が原因ということが世界的な常識になっていました。そこで私は 2 型を集めるには性器から HSV を分離すればよいと思い，性器からの HSV 分離を必死に行いました。

　ところが，最初に分離された株が 1 型であったのです。世界で言われているのと話が違うなと思いました。その後，性器ヘルペスより分離を続け 53 株を集めたところ，1 型が 23（43％），2 型が 30（57％）と，米国とは違う結果でした。さらに初発は 1 型のほうが多く，再発はほとんど 2 型であるということもわかりました。（Kawana T, 1976）

　その後の研究から国によっては，性器ヘルペスから 1 型もかなりの頻度で分離されるとの報告がみられるようになりました。

　興味深いことは，15 年位前から諸外国で若い女性の性器ヘルペスの原因として 1 型が有意に増加したという報告が相次いでいることです。その理由として HSV に対する抗体保有者が減少していること，AIDS をおそれるあまりオーラルセックスが盛んに行われるようになったことの 2 点が挙げられています。

　（Kawana T et al：Clinical and virological studies on genital herpes. The Lancet 964, Oct 30, 1976）

第1章 性器ヘルペス

コラム 性器ヘルペスは「今日の緋文字」?

若い男女がきびしい顔付きで向かいあい，その間にHerpesと書かれ副題として「今日の緋文字…Today's scarlet letter」と書かれています。これは1982年に発行された有名な米国の雑誌「Time」の表紙です。

実は，米国では1970年代に性器ヘルペスが急増し，新しい性感染症の出現として社会問題にまでなったのです。中でも注目されたのが一度感染したら一生つきまとって苦しまねばならないということで，これをアメリカの有名な作家のナサニエル・ホーソーンが著わした小説「緋文字」に準(なぞら)えたのです。

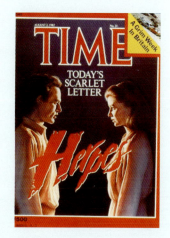

17世紀のアメリカはボストンのこと。この小説の女主人公が不義の子を産んだため，そのことを刻印する赤い「A」の文字,「緋文字」，を一生上着の胸に付けて暮らさなければならないことになったというストーリーに由来します。

性器ヘルペスは一生治らないので緋文字のように生涯にわたって刻印をおされたようなものだとの比喩として用いられたのでした。

今日では，著効する抗ウイルス薬が開発され発症による苦しみは軽減されたのですが，残念ながら原因ウイルスである単純ヘルペスウイルスは潜伏感染状態にありこれを排除する薬はまだ開発されてはいませんので今日的にもまだ「緋文字」なのです。

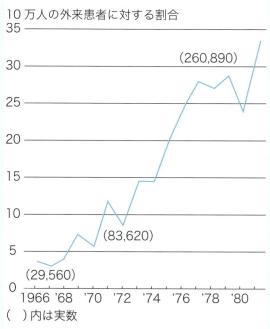

〔アメリカにおける性器ヘルペス症例数の急増〕
10万人の外来患者に対する割合
( )内は実数
(29,560) (83,620) (260,890)

第1章　性器ヘルペス

臨床所見

性器ヘルペスには潰瘍の存在部位，形態，数など多様な症状があります。またHSVの型や感染病理学的な違いによっても微妙に症状の違いがみられます。本項では感染病理学的な分類によって症例を呈示します。

A　初発	
1)．HSV-1による初感染初発	p.11
■ 水疱から潰瘍形成に至った例	症例1-①
■ 水疱と潰瘍が同時にみられた例	症例1-②
■ 肛門周囲に主病変	症例2
■ パートナーの口唇ヘルペスが感染源	症例3-①
■ オーラルセックスが原因	症例3-②〜③
■ 夫の口唇ヘルペスが感染源	症例3-④
■ 乳首の感染と瘭疽を合併した例	症例4
■ 伝染性軟属腫様水疱のみられた例	症例5
■ 潰瘍が癒合し地図状を呈した例	症例6
■ 授乳中のHSV-1による初感染初発例	症例7
■ 子宮頸管炎を併発すると漿液性帯下が増える	症例8
2)．HSV-2による初感染初発	p.22
■ 左右小陰唇の癒着	症例1
■ 潜伏期が2〜3週	症例2
■ 性器ヘルペスと真菌症	症例3
■ 深い潰瘍もある	症例4
■ 排尿・排便障害併発 (Elsberg症候群)	症例5-①〜④
■ 線状病変	症例6-①〜③
■ S_2〜S_4領域の発症	症例7
■ HSV-2による単純ヘルペスウイルス子宮頸管炎	症例8-①〜②
■ 髄膜炎併発症例	症例9
■ 性器のHSV-1とHSV-2の重感染例	症例10
3)．HSV-1による非初感染初発	p.36
■ 高齢者の初発例	症例1-①〜②
■ 非初感染による重症例	症例2

- ■ 急性外陰潰瘍に酷似した症例　　　　　　　　　　　　　症例 3
- ■ 糖尿病合併例　　　　　　　　　　　　　　　　　　　　症例 4
- ■ 片側性潰瘍　　　　　　　　　　　　　　　　　　　　　症例 5
- ■ 広汎性子宮全摘術後の症例　　　　　　　　　　　　　　症例 6
- ■ nonprimary first episode　　　　　　　　　　　　　　　症例 7-①〜②

4）. HSV-2 による非初感染初発　　　　　　　　　　　　　　p.45
- ■ 外陰に広範な病変を呈した例　　　　　　　　　　　　　症例 1
- ■ 外陰より腟，子宮腟部の病変が目立つ　　　　　　　　　症例 2-①〜②
- ■ 非初感初発による Elsberg 症候群　　　　　　　　　　　症例 3
- ■ 初発でも潰瘍が片側で単発で排尿障害を伴った例　　　　症例 4-①
- ■ 初発でも潰瘍が片側で単発で髄膜炎を伴った例　　　　　症例 4-②
- ■ 初発でも潰瘍が片側で単発　　　　　　　　　　　　　　症例 4-③
- ■ 潰瘍が線状のことがある　　　　　　　　　　　　　　　症例 5-①〜②
- ■ 子宮頸癌放射線治療中の初発　　　　　　　　　　　　　症例 6-①〜③
- ■ 免疫抑制状態により誘発された症例　　　　　　　　　　症例 7-①〜⑥
- ■ HSV-1 感染例に HSV-2 が初感染　　　　　　　　　　　症例 8-①〜③

B　再発

1）. HSV-1 による再発　　　　　　　　　　　　　　　　　　p.56
- ■ 大小陰唇に潰瘍性病変として再発　　　　　　　　　　　症例 1-①〜②
- ■ 肛門や肛門周囲の再発　　　　　　　　　　　　　　　　症例 2-①〜④
- ■ 肛門周囲や会陰の再発　　　　　　　　　　　　　　　　症例 2-⑤
- ■ HSV-1 再発例は軽くないことがある　　　　　　　　　　症例 3
- ■ HSV-1 による重症な再発例　　　　　　　　　　　　　　症例 4-①〜②
- ■ カポジ水痘様発疹症を呈した HSV-1 による重症な再発例　症例 5

2）. HSV-2 による再発　　　　　　　　　　　　　　　　　　p.65
- ■ 小陰唇外側の病変　　　　　　　　　　　　　　　　　　症例 1-①〜④
- ■ 小陰唇の内側の病変　　　　　　　　　　　　　　　　　症例 2-①〜②
- ■ 小陰唇の内側と大陰唇の病変　　　　　　　　　　　　　症例 2-③
- ■ 大陰唇の病変　　　　　　　　　　　　　　　　　　　　症例 3-①〜⑧
- ■ 恥丘の病変　　　　　　　　　　　　　　　　　　　　　症例 4-①〜②
- ■ 会陰から肛門にかけての病変　　　　　　　　　　　　　症例 5-①
- ■ 肛門の病変　　　　　　　　　　　　　　　　　　　　　症例 5-②〜③
- ■ 肛門より少し離れた所の病変　　　　　　　　　　　　　症例 6-①〜③
- ■ 臀部の病変　　　　　　　　　　　　　　　　　　　　　症例 7-①〜②
- ■ 再発部位が全身に拡がる重症例　　　　　　　　　　　　症例 8

3）. 多彩な再発病変　　　　　　　　　　　　　　　　　　　p.77
- ■ 粘膜面の水疱　　　　　　　　　　　　　　　　　　　　症例 1-①〜②
- ■ 浅い潰瘍　　　　　　　　　　　　　　　　　　　　　　症例 2-①〜②
- ■ 深い潰瘍　　　　　　　　　　　　　　　　　　　　　　症例 3-①〜④

■ 皮膚面の水疱	症例 4-①〜③
■ 紅斑を伴った皮膚面の水疱	症例 5-①〜②
■ 微小病変	症例 6-①〜③

4）．治療経過　　　　　　　　　　　　　　　　　　　　　　　　　　p.81

■ ゾビラックス軟膏による局所治療	症例 7-①〜②
■ ゾビラックス経口錠	症例 8

C　子宮腟部・腟病変　　　　　　　　　　　　　　　　　　　　　　p.83

■ HSV-1 による初感染例	症例 1-①〜⑧
■ HSV-2 による初感染例	症例 2-①〜⑫
■ 腟壁病変	症例 3-①〜③
■ HSV-2 による尿道炎	症例 3-④

D　妊娠中の性器ヘルペス　　　　　　　　　　　　　　　　　　　　p.91

■ HSV-1 による初感染初発例	症例 1-①〜⑤
■ HSV-2 による非初感染初発例	症例 2-①〜③
■ HSV-1 による再発例	症例 3
■ HSV-2 による再発例	症例 4-①〜⑪
■ 産褥 2 日目に初発性器ヘルペスを発症した母体から生まれた児が新生児ヘルペスを発症	症例 5
■ 産褥 5 日目の HSV-1 による再発例	症例 6-①
■ 産褥 5 日目の HSV-2 による再発例	症例 6-②

E　誤診例　　　　　　　　　　　　　　　　　　　　　　　　　　　p.105

1．深い潰瘍性病変

a 性器ヘルペスを疑ったが HSV 分離が陰性であった症例	症例 1〜13
b 潰瘍がやや深いので急性外陰潰瘍を疑ったが，実は性器ヘルペスであった症例	症例 14〜24

2．浅い潰瘍

a 比較的浅い潰瘍またはびらん状なので性器ヘルペスを疑ったが，HSV 分離が陰性であった症例	症例 25〜37

3．性器ヘルペスの潰瘍は種々な形状がある　　　　　　　　　　症例 38〜43

4．赤い病変

a HSV 分離が陰性であった症例	症例 44〜56
b HSV が分離されて性器ヘルペスであった症例	症例 57〜59

5．線状病変

a 性器ヘルペスを疑ったが実はそうでなかった症例	症例 60〜65
b 性器ヘルペスによる線状の浅い潰瘍	症例 66〜67

6．水疱・膿疱

a 水疱のため性器ヘルペスと考えたが HSV の分離が陰性であった症例	症例 68〜77
b 片側性の水疱―実は性器ヘルペスであった症例	症例 78

7．多発病変　　　　　　　　　　　　　　　　　　　　　　　　症例 79〜81

第1章　性器ヘルペス

臨床所見　Ⓐ 初発
HSV-1による初感染初発

症例1-①　水疱から潰瘍形成に至った例

10歳代後半，未婚。4日前に性交渉があり，2日前より軽い外陰痛と排尿痛があった。発熱はなかった。今回が初めての発症であり，パートナーには性器ヘルペス・口唇ヘルペスの症状はないという。

所見▶　初診時，左右の大陰唇と小陰唇全体に多数の水疱がみられるも潰瘍はなく（図a），腟内に腟カンジダ症に典型的な酒粕状の分泌物（図b）がみられ検鏡にてカンジダ菌糸が多数みられたため真菌症を疑ったが，第3病日には水疱が破れ，浅い潰瘍となり初診時に施行しておいたHSVの分離が強陽性となり，典型的な性器ヘルペスの初感染像となった（図c, d）。潰瘍性病変は癒合し地図状を呈している。右大腿に紅斑を伴う水疱が出現した（図e）。抗ウイルス軟膏と抗真菌クリームの塗布で治癒した（図f）。性器ヘルペスはしばしば真菌症が合併する（Point 3 p19参照）。初診時，HSV-1とカンジダが検出され，HSV-1抗体，HSV-2抗体共に陰性であったので，HSV-1による初感染初発性器ヘルペスとカンジダ症と診断した。

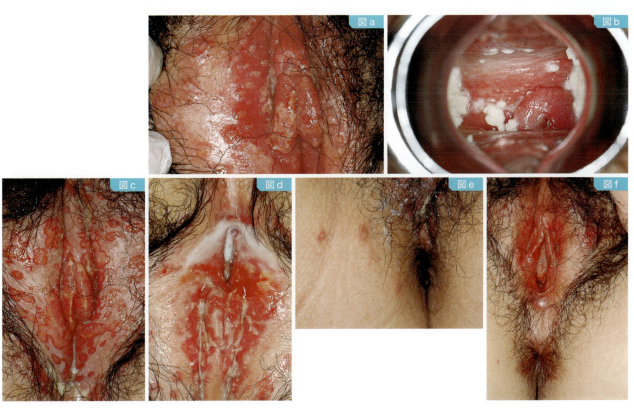

本例は経口ゾビラックス錠発売以前の症例である。

コメント ▶ 通常，粘膜面の水疱形成期はごく短い期間で本例のような水疱期からみられることは稀である。

症例 1-② 水疱と潰瘍が同時にみられた例

20歳代，1G1P（妊娠1回，分娩1回）。9日前に性交渉があり2日後より外陰痛があり，鼠径部の圧痛が著明になった。このような症状は初めてであり，夫は性器ヘルペス，口唇ヘルペスはないが性交渉のときに唾液を用いた。

所見 ▶ 初診時，多発性に水疱と浅い潰瘍が左右の大陰唇，小陰唇にみられ，左右の鼠径リンパ節の腫脹，圧痛がみられた（図 a, b）。外子宮口に軽い壊死性の変化がみられた（図 c）。外陰と外子宮口から HSV-1 が分離された。ゾビラックス 200 mg／錠，1日5回を5日間投与し第12病日にはほぼ完治した（図 d）。初診時，病変より HSV-1 を分離したが HSV-1 抗体，HSV-2 抗体ともに陰性であり，HSV-1 による初感染初発と診断した。

コメント ▶ 30〜40年前は性器ヘルペスの特徴は「浅い潰瘍が左右対称的に多発する」といわれていた。実際はこのような所見を示す例は少ない。症例1はクラシカルな意味で典型例である。このような例は発症時 HSV-1 抗体も HSV-2 抗体も陰性で初感染初発に多く，この場合左右の鼠径部リンパ節の腫脹圧痛はほぼ必発である。

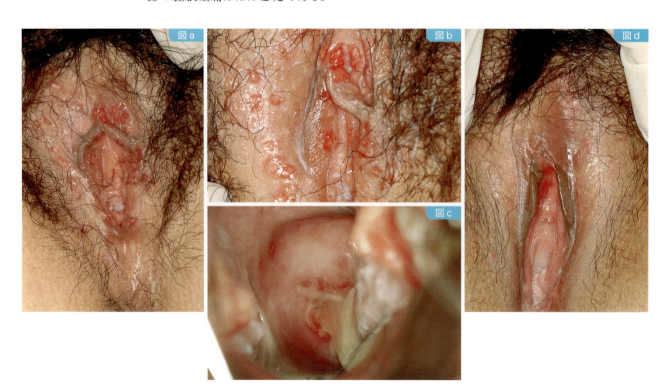

| 症例2 | 肛門周囲に主病変 |

20歳代，未婚。性的交渉があってから2日目に排尿痛があり，全身倦怠感があったが発熱はなかった。初めての発症。パートナーには口唇ヘルペスがあった。

所見▶ 病変は左大陰唇に数個みられ（図a），小陰唇，腟前庭にはみられないが（図b）肛門周囲に多くの潰瘍性病変がみられたこと（図c）と外子宮口に壊死性病変がみられたこと（図d）が特徴である。肛門性交はなかったとのことである。両側の鼠径リンパ節の腫脹・圧痛がみられた。初診時病変よりHSV-1が分離され，HSV-1抗体，HSV-2抗体はともに陰性であり初感染初発と診断した。ゾビラックス200 mg/錠，1日5回が著効を示し4日目でHSVの分離培養も陰性となり外子宮口の病変も治癒している（図e）。

コメント▶ 肛門周囲の病変は肛門性交により発症することはむしろ稀である。

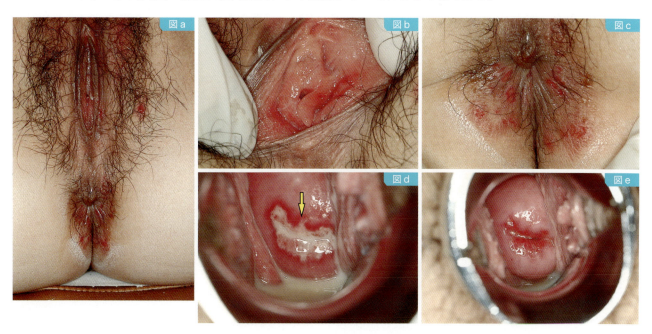

症例3-① パートナーの口唇ヘルペスが感染源

20歳代，未婚。3〜4日前から外陰痛，両側鼠径リンパ節の疼痛があった。パートナーには口唇ヘルペスの既往があり，今回の性交渉時はオーラルセックスがあった。

所見▶ 左右の小陰唇の内側に多発性の浅い潰瘍がみられ，HSV-1が分離されている（図a）。外子宮口は一見正常にみえるがHSV-1が分離されている（図b）。ゾビラックス経口1g分5で4日目の子宮腟部に治癒傾向がみられる（図c）。本例は初診時HSV-1抗体，HSV-2抗体ともに陰性であり初感染と診断した。本症例の発症後約1カ月後にパートナーが口唇ヘルペスを発症し（図d），この部位から分離したHSV-1のDNA切断パターンが患者の性器から分離したHSV-1と一致したことから，患者の性器ヘルペスの感染源はパートナーの口唇ヘルペスと断定できた。

コメント▶ HSVのDNAの制限酵素による切断パターンは感染源を同定するなど疫学的研究の有力な方法となっている。

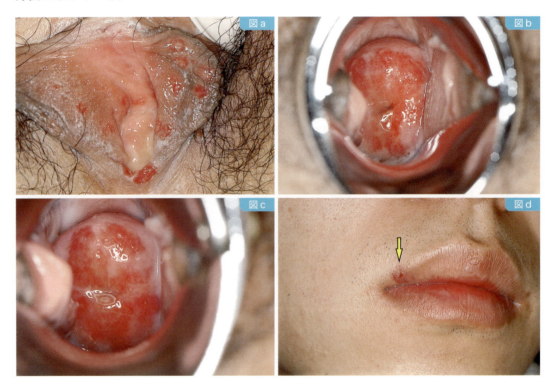

症例3-② オーラルセックスが原因（写真は次頁）

20歳代，未婚。1週間前に性的接触があったが，オーラルセックスはあるも腟性交はなかった。当時，パートナーは，口角にびらんがあった。3日前から外陰痛と口唇ヘルペスが出現した。初めてのことである。

所見▶ 大陰唇，小陰唇に両側性に多発する浅い潰瘍がみられ，会陰に水疱もみられた（図a）。両側

の鼠径リンパ節に腫脹・圧痛があった。処女膜は破れず存在していた。両側の口角に痂皮化したヘルペス性病変（図b）がみられた。指にも水疱がみられた（図c）。初診時にHSV-1が分離され，HSV-1抗体，HSV-2抗体ともに陰性であり，HSV-1による初感染初発と診断した。5％アラセナ軟膏にて治療（ゾビラックス経口錠発売前の症例）。

コメント▶ 本例のように口唇や指など上半身にも病変がある例はHSV-1の感染による場合が多い。

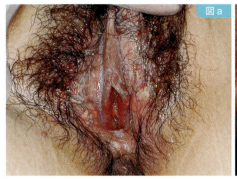
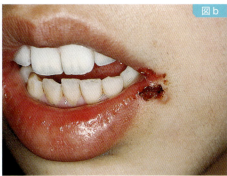
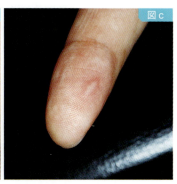

症例 3-③　オーラルセックスが原因

20歳代，3G2P。1週間前より排尿痛ある。夫は口唇ヘルペスの既往があるが性器ヘルペスはない。性行為の時オーラルセックスがあった。

所見▶ 右側の大陰唇に多発性に潰瘍があり，左右の小陰唇の上部が癒着しかかっている（図a）。腟もどちらかというと右側に主に浅い潰瘍性病変がみられ，外子宮口にも病変がみられる（図b），これらの病変からHSV-1が分離されている。両側の鼠径リンパ節に腫脹・圧痛がある。

人差し指に水疱がみられHSV-1が分離されている（図c）。両側性ではあるが右側に特に病変が強い。指の病変はおそらく自己接種によるものであろう。

2歳の子供の腕にもヘルペス性病変が発症したとのことである。アラセナ軟膏にて治療したところ，4日目に外陰症状は軽減している（ゾビラックス経口錠発売前の症例）。

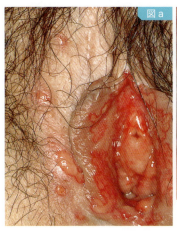
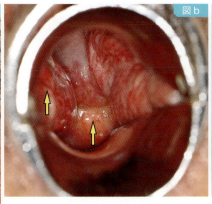
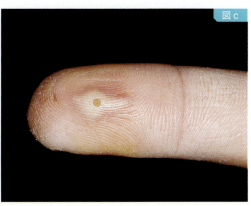

コメント ▶ 初感染初発例で左右の小陰唇の内側に対称的に潰瘍が存在する場合，治療が遅れると両側の小陰唇が癒着することがある。

症例3-④ 夫の口唇ヘルペスが感染源

30歳代，2G2P。性交渉後（オーラルセックスあり，肛門性交はない）2～3日に肛門周囲に軽い疼痛が出現。その後，排尿痛，発熱が出現した。初めての経験である。夫は口唇に病変があった。

所見 ▶ 外陰には病変はなく肛門周囲に潰瘍と水疱がみられ，これらからHSV-1が分離された（図a, b）。両側の鼠径リンパ節に腫脹・圧痛がみられた。ゾビラックス1g分5経口5日目にほぼ治癒した。

コメント ▶ 外陰には病変なく肛門周囲に限局して病変が出現した非典型的な例である。肛門や肛門周囲の病変は，肛門性交によるものは少なく，本例のように性器に感染したHSVが仙髄神経節にて増殖した後，肛門を支配する知覚神経を経由して病変を形成したものと思われる。

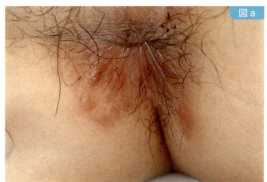
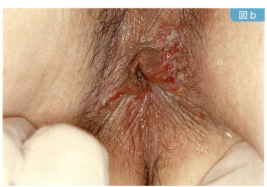

図a　図b

Point 1　パートナーの口唇ヘルペスが感染源である性器ヘルペスはHSV-1が分離される

　口唇ヘルペスはほとんどすべてHSV-1の感染により発症するので，オーラルセックスなどによりこれが感染源となるとHSV-1による性器ヘルペスを発症する。重い急性症状を呈する例は今までHSVに感染したことがない初感染初発（HSV-1抗体，HSV-2抗体共に陰性）に多い。

| 症例4 | 乳首の感染と瘭疽を合併した例 |

30歳代，3G3P。1週間前に性交渉あり，5日前から外陰の掻痒感があり，間もなく激痛になった。初めてのことである。夫は口唇ヘルペスの既往があり，性交渉時に口唇が性器や乳首にも接触した。

所見▶ 外陰の広範囲に対称性のびらん状の浅い潰瘍がみられる（図a）。左乳頭にも潰瘍がみられ（図b），これらからHSV-1が分離されている。左小指はヘルペス性瘭疽（ひょうそ）を発症している（図c）。
ゾビラックス1g経口分5，3日目で乳頭の病変はかなりよくなり（図d），5日目には外陰は非常によくなった（図e）。

コメント▶ 筆者がHSV-1による初感染初発例に初めてゾビラックス経口錠を使用した例であり，経口投与にも拘わらず外陰，乳頭，指のすべての局所に著しい効果が認められ誠に驚いたと共に抗ウイルス剤の全身投与の意義を教えられた記念すべき例である。

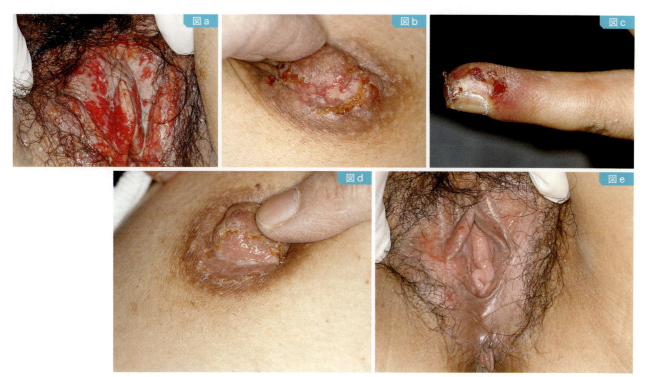

| 症例5 | 伝染性軟属腫様水疱のみられた例（写真は次頁） |

40歳代，7G2P。性交渉後3日目に帯下が増え，5日目に排尿痛が出現し，7日目に当科受診。このような症状は初めてのことであるという。

所見▶ 左右大陰唇の外側に水疱が，腟前庭に潰瘍がみられる（図a〜c）。水疱には臍窩（矢印）があり，一見すると伝染性軟属腫（p.235参照）のようにみえるが腟前庭の潰瘍性病変は，性器ヘルペスに特徴的である。外子宮口に小病変を認める（図d）。これらよりHSV-1を分離した。

ゾビラックス経口1g分5を投与し，3日目の外陰所見（図e），（この日はHSVは分離陽性），6日目の外陰（図f），腟前庭（図g），子宮腟部（図h），これらの部位からのHSVの分離はいずれも陰性となった。

コメント▶ 皮膚面には水疱が粘膜面には浅い潰瘍性病変がみられ，同一症例でも皮膚と粘膜における病変の形の違いが明らかな例である。臍窩を伴う水疱は伝染性軟属腫に特徴的な所見であるが性器ヘルペスでも時にみられる。

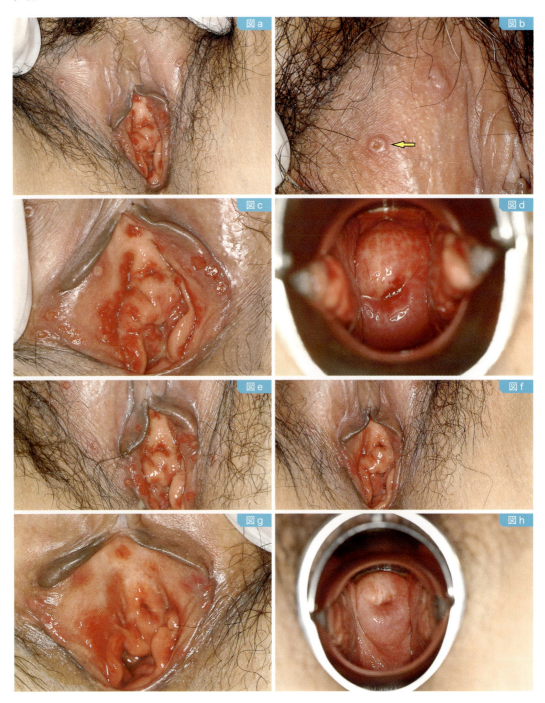

| 症例6 | 潰瘍が癒合し地図状を呈した例 |

30歳代，1G1P。産褥5カ月，授乳中。外陰部痛で当科受診。発熱はなかった。

所見▶ 両側の小陰唇の内側全面に潰瘍性病変があり，一部は地図状に癒合する（図a）。外子宮口に小病変を認める（図b）。いずれの部位からもHSV-1を分離した。両側の鼠径リンパ節に腫脹・圧痛がみられた。本例のように両側の小陰唇の内側に広範囲に潰瘍がみられる場合は左右の小陰唇が癒着しやすい（図c）。HSV-1抗体，HSV-2抗体ともに陰性で，HSV-1の初感染と診断した。

ゾビラックス経口1g分5で治療開始。3日目の外陰所見（HSV-1分離陽性），6日目にほぼ治癒し（図d），外陰，子宮頸部のHSV-1は分離陰性となったが後交連近くで左右の小陰唇が癒着してしまった（図e）。

コメント▶ 本例のように小陰唇の内側に広く潰瘍性病変のある場合は抗ウイルス剤含有軟膏を塗って，癒着を予防することが大切である。

なお，授乳中でもゾビラックスの投与は問題ない。幸い児には感染しなかった。

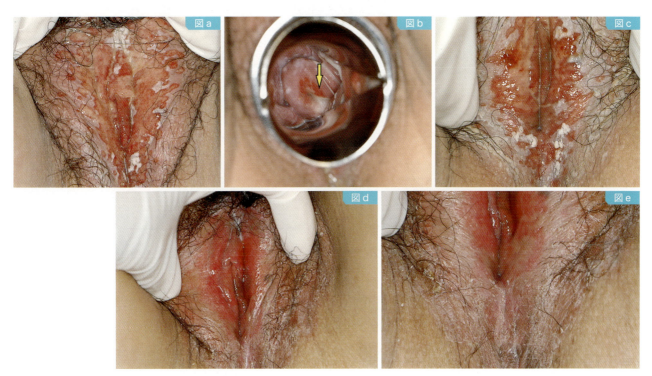

> **症例7** 授乳中のHSV-1による初感染初発例

20歳代，1G1P，授乳中。3～4日前より外陰痛が出現し，39℃の高熱が3日間続いた。排尿痛が強く歩行も困難となった。初めてのことである。夫は口唇ヘルペス・性器ヘルペスの症状はない。

所見▶ 左右の大陰唇に癒合して地図状を呈する潰瘍がある（図a, b）。この写真はゾビラックス経口1g分5投与2日目のものである。外子宮口に小さい病変がみられる（図c）。両側の鼠径リンパ節は腫脹・圧痛が著明である。左の大腿部にも水疱（図d）が出現したが投薬後痂皮化して治癒した（図e）。これらの病変からHSV-1が分離され，HSV-1抗体，HSV-2抗体は陰性であり，HSV-1の初感染と診断した。母体は初感染であり児に移行するHSV抗体はないため感染のリスクが大きいが，幸い児には感染しなかった。母体に8日間ゾビラックスを投与したが，これが母乳を通して児に移行しているので感染予防に働いたかもしれない。

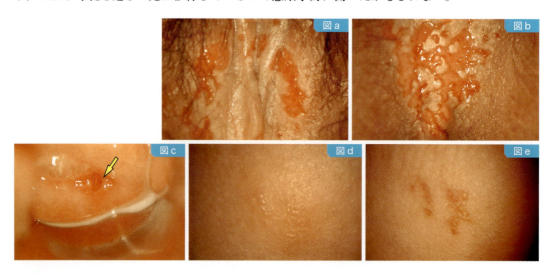

Point 2 産褥の性器ヘルペス

1) 母乳へのHSV排泄

非妊娠では性器ヘルペス初感染の場合PCR法を用いると血漿中にHSV-DNAが24%に検出され，そのうちHSV-2が93%でありHSV-1は7%と少なかったと報告されている（Johnston C et al：Herpes simplex virus viremia during primary genital infecton. J Infect Dis 2008：198：31-34）。本例でもウイルス血症が起きている可能性はある。しかし，母乳へのHSVの排泄の有無についての報告はなく，乳房にヘルペス性病変がない限り授乳は可能とされている。

2) 母乳へのアシクロビルの排泄

母体に投与されたアシクロビルは母乳中に排泄されるが新生児ヘルペスに用いられる量の1%程度の少ない量なので母体への投与は可能である（Sheffield JS et al：Acyclovir concentrations in human breast milk after Valacyclovir administration. Am J Obst Gynecol 2002：186：100-102）。ValacyclovirはAcyclovirのプロドラッグで代謝された後Acyclovirとなって活性を発揮する。

| 症例 8 | 子宮頸管炎を併発すると漿液性帯下が増える |

20歳代，未婚。4日前から外陰痛が出現し，3日前から38℃の発熱と頭痛があり，排尿痛が出現した。初めての経験である。オーラルセックスをしたが，パートナーは風邪をひいていて，口唇にかさぶたができていた。コンドームを使用した。

所見▶ 両側の小陰唇から大陰唇にかけて多発する潰瘍性病変がみられる（図a, b）。両側の鼠径リンパ節に強度の腫脹と圧痛を認める。本例に特徴的なことは黄色漿液性の腟分泌物が多量にあり（矢印），HSVによる子宮頸管炎を呈していた点である（図c, d）。HSV-1が外陰，子宮頸管，尿から分離された。ゾビラックス経口1g分5, 8日間の投与で完治した。

コメント▶ HSVは子宮頸管にも感染し，子宮頸管炎を起こすと漿液性の腟分泌物が大量に排出する。

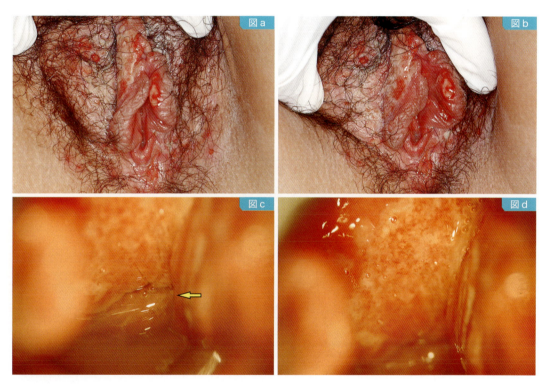

第1章 性器ヘルペス

第1章　性器ヘルペス

臨床所見　Ⓐ 初発
HSV-2による初感染初発

症例 1　左右小陰唇の癒着

20歳代，未婚。性交渉（オーラルセックスはなかった）後10日目に外陰痛が発症し，2日後に38〜39℃の発熱があった。初めての経験である。

所見▶ 左右小陰唇に多発性の潰瘍があり一部癒着している（図a）。両側の鼠径リンパ節は腫脹・圧痛が著明。右の臀部に紅斑を伴った水疱が数個みられる（図b）。外陰と子宮頸管からHSV-2が分離された。アラセナ軟膏（ゾビラックス経口錠の発売前の例）で治療したが左右の小陰唇が癒着したため鈍的に剥離した。

コメント▶ 両側の小陰唇の内側に潰瘍がある場合，同じ高さにある相対する潰瘍が治癒の過程で癒着することがあるので上皮が形成されるまで慎重に管理する。

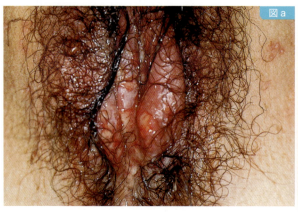
図a

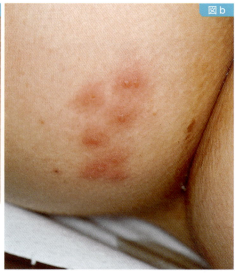
図b

症例 2　潜伏期が 2～3 週

20歳代，未婚。3週間前に性交渉があった。その後，2週間経た頃から外陰痛が出現した。37℃の発熱があった。

所見▶ 会陰に多発性の潰瘍がみられ易出血性であった。小陰唇にも数個潰瘍がみられた（図）。この病変から HSV-2 が分離された。子宮頸管は分離陰性であった。両側の鼠径リンパ節が腫脹・圧痛が著明であった。HSV-1 抗体，HSV-2 抗体共に陰性であった。

コメント▶ 初感染初発性器ヘルペスの多くは性交渉後3～5日に発症するが感染の機会があってから発症までの潜伏期は，長い場合は2～3週のことがある。

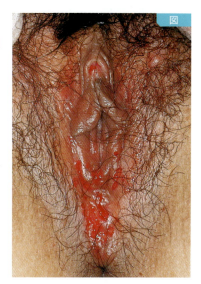

症例 3　性器ヘルペスと真菌症

20歳代，未婚。性交渉後3日目から外陰痛と帯下が増えてきた。排尿痛が出現し発熱してきた。初めての経験であった。

所見▶ 外陰に10数個の潰瘍がみられる。小陰唇がやや浮腫状である（図）。
腟壁と外子宮口にも潰瘍がみられた。両側の鼠径リンパ節の腫脹・圧痛が著明。外陰，子宮頸管，尿から HSV-2 が分離された。治療は，ゾビラックス錠発売以前の症例なのでアクリノールと蛍光灯による色素光線療法で10日間で治癒したが，まもなく真菌症を発症した。

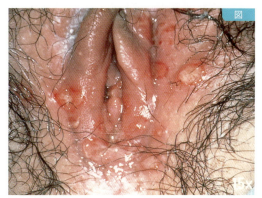

コメント▶ 性器ヘルペス治癒後，時に同時にしばしば真菌症がみられる。

Point 3　性器ヘルペスと腟・外陰真菌症

初発性器ヘルペスの14％に真菌症が合併するという報告がある（Corey L et al：Clinical course of genital herpes virus infections in men and women. Ann Intern Med 1983：48：973）。多いのは性器ヘルペスの治癒後2週目といわれている。性器ヘルペス治療中または治療後，掻痒感を訴えたときは，腟分泌物を生理食塩水か10％ KOH 液を用いて検鏡して菌糸や胞子を検出する，または真菌培養検査を行う。

症例4　深い潰瘍もある

20歳代，2G2P。鼠径リンパ節の疼痛を初発症状とし，3日後に排尿痛があり，翌日から熱感があった。夫は4～5カ月前にペニスに水疱ができた。

所見▶ 外陰所見は，小陰唇の内側に左右合わせて4～5個の潰瘍がみられる（図a）。右小陰唇の内側（図b），左小陰唇の内側（図c, d）の潰瘍は通常の性器ヘルペスの潰瘍よりも深い。

両側の鼠径リンパ節に強い圧痛と腫脹が認められる。外陰の潰瘍性病変と子宮頸管からHSV-2を分離した。

本例はゾビラックス1g経口分5で治療開始したが，38～39℃の発熱と頭痛があり，さらに軽い項部硬直がみられるなど髄膜刺激症状を呈していた。HSV-2による性器ヘルペスは，髄膜炎を合併するので全身的な観察が大切である。

コメント▶ 性器ヘルペスの潰瘍は浅いのが特徴といわれているが，本例のように深くリップシュッツ潰瘍に酷似していることもあるので，HSVの検出による病原診断は必須である（Ⓔ誤診例p96参照）。

HSV-2による初発性器ヘルペスでは髄膜炎あるいは髄膜刺激症状を併発するがこのような場合は少なくとも10～14日間は治療するようにしている。

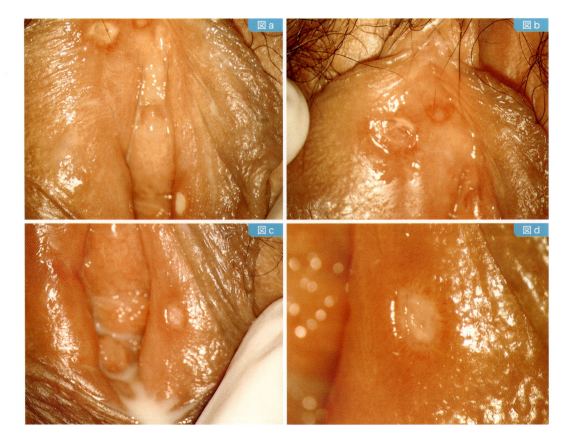

症例 5-① 排尿・排便障害併発（Elsberg 症候群）

20歳代，未婚。性交渉のあった日から3日後に外陰痛があった。5日後に頭痛と微熱が出現した。次いで強い排尿痛と右鼠径リンパ節の疼痛が出現した。初めてのことである。パートナーに口唇ヘルペスや性器ヘルペスの既往はない。

所見▶ 本例では小陰唇に小さい潰瘍が3個あるが，会陰部から肛門にかけて地図状に癒合した広い潰瘍が特徴的である（図a, b）。拡大するとびらん状（図c）である。子宮腟部にも炎症がみられ漿液性分泌物が増加している（図d）。右側の鼠径リンパ節が著明に腫脹し，圧痛が強い。会陰や子宮頸管から HSV-2 を分離した。

ゾビラックス経口1g分5にて治療開始したが，右の臀部から大腿後面にかけて神経痛様の強いしびれが2〜3日続いた。5日目頃より排尿困難となり4〜5日続いた。抗ウイルス剤は10日間投薬した。

コメント▶ HSV-2 による初感染性器ヘルペスではしばしば排尿・排便困難になるが（Elsberg症候群），潰瘍病変が治りかける頃に発症することが多いので注意が必要である。本例のようにHSV-2 による性器ヘルペスでは神経痛様症状や自律神経障害を呈することがしばしばみられる。

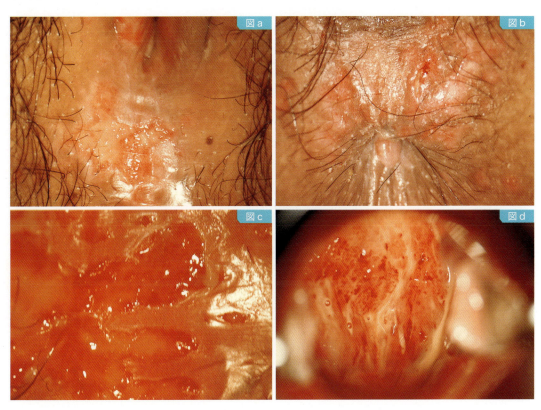

症例5-② Elsberg症候群

30歳代，未婚．1週間前から外陰部の掻痒感があり，その後疼痛になり帯下が増加したため近医受診．多発性潰瘍を認めたので当科を紹介．この間，発熱や頭痛はなかった．このような症状は初めてである．

所見▶ 左右の小陰唇から大陰唇にかけて30個以上の多発する浅い潰瘍がみられる（図a）．両側の鼠径リンパ節の腫脹・圧痛が強い．子宮腟部にも黄色の壊死性病変がみられる（図b）．外陰病変と子宮頸部からHSV-2を分離した．本例はゾビラックス経口錠の発売前の症例であり，ゾビラックス含有軟膏を1日5回塗布させた．5日目には外陰はかなり改善したが，排尿・排便困難となった．約2週間で外陰（図c）と子宮腟部（図d）は治癒したが，排尿・排便困難は約1カ月以上も続いた．

コメント▶ 典型的なElsberg症候群でHSV-2による自律神経機能障害によるものである．

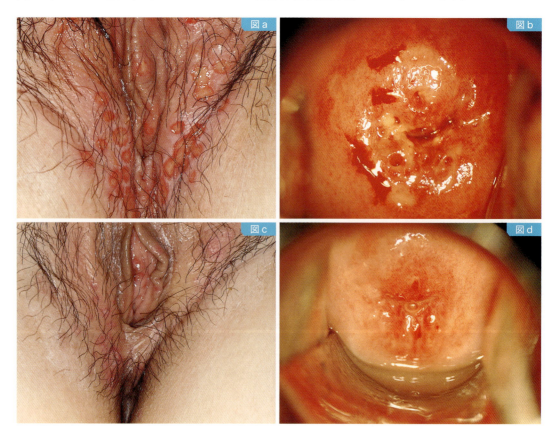

症例 5-③ Elsberg 症候群

20歳代，未婚。性交渉のあと膀胱炎症状あり，近医にて抗生物質を投与された。1週間後に外陰痛が出現し，排尿がうまくできないため近医より紹介。

所見▶ 初診時は，右側の小陰唇の内側に2個，大陰唇に3個水疱があり HSV-2 を分離した。右側の鼠径リンパ節が腫脹し圧痛があった。

アラセナ軟膏（ゾビラックス経口錠発売前の症例）の塗布にて治療した。第10病日には外陰所見はかなり改善した（図a）。しかし，尿閉となったため（図b）入院し持続導尿を行った。その後，自尿の回復を促しつつ残尿測定を行ったが12日間の入院後残尿がなくなり退院した。

コメント▶ 本例のように排尿排便障害を伴う自律神経系の障害は（Elsberg 症候群），外陰の病変が治癒した頃から出現するので注意が必要である。

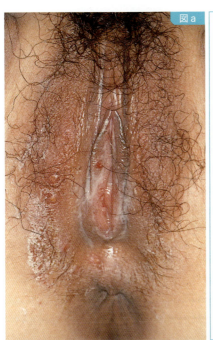
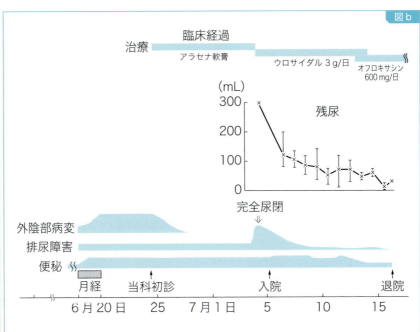

症例 5-④ Elsberg 症候群

30歳代，3G3P。性交渉1週間後に排尿痛が出現し，その後38.5℃の発熱があった。10日目に当科受診。初めてのこと。夫に異常はない。

所見▶ 左右の小陰唇の内側のみ10個位の赤色の直径0.5～1.0 cmのびらん状の病変が認められた（図a）。外子宮口は著変はない。外陰と子宮頸管よりHSV-2を分離した。ゾビラックス経口1g分5/日にて5日間治療した。第7病日では小陰唇内側の病変はほぼ治癒した（図b）。第15病日になって以前の病変は完全に治癒していたが（図c），3～4日前から尿意なく，排便もない。神経内科にconsultしたところ「lumbo-sacral neuropathy」と診断された。

第18病日には，残尿が少なかったので様子をみたが，第20病日に急性の膀胱炎を発症し近医にて抗生物質を投与された。第25病日はなお残尿が25 mLあり，自律神経障害が治りきっていなかったと考えられる。

コメント▶ 長期間のHSV-2によるElsberg症候群の重症例である。

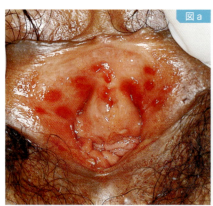
図a

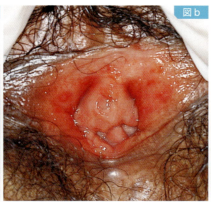
図b

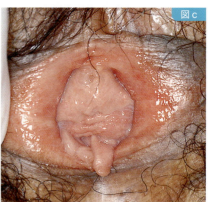
図c

Point 4 Elsberg 症候群

Elsberg症候群は，両側仙髄神経根の障害による一連の症状を1931年にCharles A Elsbergが報告したことに始まります。原因としてウイルス感染や腫瘍による圧迫が考えられました。最近では性器ヘルペスに急性尿貯留を伴う症候群ともいわれています。感染病理学的には性器ヘルペスにより仙骨神経線維の運動感覚ニューロパチーが起きて急性尿貯留や便秘が起きると考えられています。同時にS2～3の感覚鈍麻もみられることがあります。症状は1週間から1カ月位が多いのですが，時に2カ月以上続くこともあります。性別では女性の方に起こりやすいとされています。Elsberg症候群では性器ヘルペスの外陰の症状は軽度のこともありますので，急性の排尿障害を訴える患者さんの鑑別診断の一つとして大切です。泌尿器科的にはシストメトリー所見が重要でhypotonic bladderと診断されます。私たちの経験でも文献的にも単純ヘルペスウイルス2型の初感染による性器ヘルペスに合併することが多いようです。性器ヘルペスの再発例では本症がみられることはないようです。治療は，間欠的あるいは持続的に導尿を行いつつ膀胱機能の回復を待ちます。多くは1～3週間で治癒します。抗ウイルス薬の効果は不明です。

症例 6-① 線状病変

20歳代，未婚。2G0P。性交渉があってから2日目から外陰痛が出現。その後，排尿痛や外陰痛による歩行困難の症状が出現。初めての経験である。パートナーに異常はない。

所見▶ 両側小陰唇の外側に縦に線状の潰瘍性病変がみられる（図a）。子宮腟部は一見正常である（図b）。両側の鼠径リンパ節の腫脹・圧痛を認めた。外陰と子宮頸管よりHSV-2を分離した。ゾビラックス経口1g分5投与に治療開始した。3日目にかなりよくなった（図c）。しかし，その頃から腰から大腿部にかけての疼痛を訴えたので，ゾビラックスをさらに10日間投与したところ，治癒した。

コメント▶ 潰瘍の形は円～楕円形とは限らず，本例のような線状のものもある。

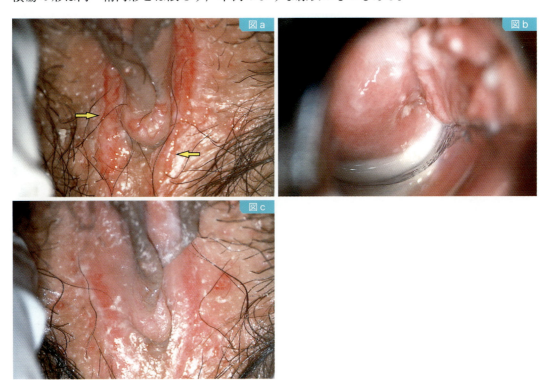

症例 6-② 線状病変

30歳代，未婚。性交渉後7日目より排尿痛が出現し，頭痛と38.5℃の発熱が出現した。次第に悪化したので抗生物質を服用したり，クロマイ軟膏，ホウ酸軟膏を塗布したが改善せず，当科を発症後の18日目に受診。

所見▶ 外陰の左側にのみ線状（矢印）の潰瘍や小さい潰瘍が3個みられる（図）。この部位からHSV-2を分離した。鼠径リンパ節は左側のみ腫脹・圧痛がみられる。初発性器ヘルペスでも本例のように片側性のものがある。経口ゾビラックス錠の開発前の症例でアラセナ軟膏の塗布で治療したが，3日後には肛門の近くに水疱が出現した。

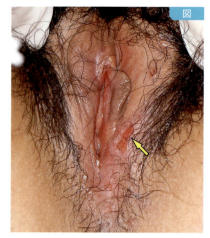

コメント▶ 本例のように抗ウイルス療法を行わないと3週間しても治らず，抗ウイルス剤含有軟膏による局所療法では，別の部位に再発した。本例は，その後も再発を頻繁にくり返しているが，仙髄神経節のHSV-2潜伏感染量が多くなってしまったことによると考えている。早期の抗ウイルス剤の全身投与がいかに重要であるかを示す例である。

症例 6-③ 線状病変

20歳代，未婚。性交渉後4日目より外陰痛と帯下が増量した。初めての経験である。近医にてアラセナ軟膏塗布するも悪化したため，7日目に当科を受診。

所見▶ 両側小陰唇の外側に多発する浅い潰瘍がみられる（図a, b）。両側の鼠径リンパ節が腫脹し軽度圧痛がある。外陰と子宮頸管からHSV-2を分離した。外陰の疼痛が強く排尿困難があり，子宮頸管炎を合併しているため入院させ，ゾビラックスの点滴にて7日間治療した。退院時外陰の掻痒感を訴えたが，カンジダによるものであった。真菌症は初発後第2週目に発症することが多い。1カ月後には性器ヘルペスが再発し（図c），2カ月後には線状の浅い潰瘍を再発した（図d）。

コメント▶ HSV-2による性器ヘルペスは，初発後再発までの期間がHSV-1による場合より短いことが知られている。

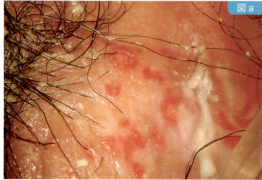
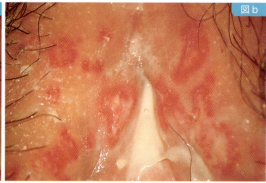

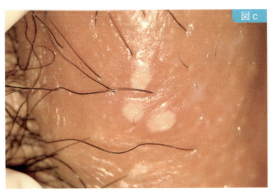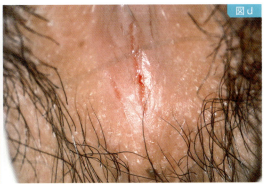

> **Point 5** 線状病変
>
> 　性器ヘルペスの病変は水疱や円形または楕円形の浅い潰瘍が多いのですが，しばしば線状の浅い潰瘍のことがあります．線状の浅い潰瘍性病変を見たら性器ヘルペスも鑑別診断の一つに入れてください．

症例7　S_2〜S_4領域の発症

30歳代，未婚．外陰と臀部の異和感のため来院．初めての経験．

所見▶ 左小陰唇に1個の潰瘍性病変（図a）と右臀部に紅斑を伴った破れた水疱2個がみられる（図b）．これらからHSV-2が分離されたが，子宮頸管からは分離されなかった．初感染にしては軽い症状である．

コメント▶ HSVは，S_2〜S_4の仙骨神経叢に潜伏感染し，その支配領域の知覚神経を下行し，病変を形成するので，外陰だけでなく，臀部，鼠径部，大腿，子宮頸部なども注意して診る必要がある．

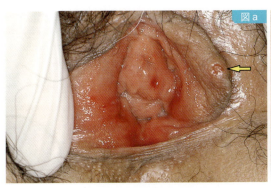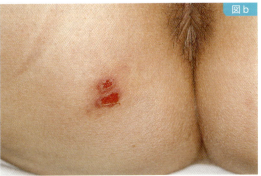

症例 8-① HSV-2 による単純ヘルペスウイルス子宮頸管炎

本例は小陰唇の内側から後交連にかけて数個の潰瘍がみられるが（図a），子宮腟部に黄色の壊死性病変がみられ，ヘルペス性子宮頸管炎が著明である（図b）。ゾビラックスの経口投与により外陰（図c）と子宮腟部（図d）の治癒した。

コメント▶ ヘルペスウイルスによる子宮頸管炎の特徴が壊死性病変で肉眼的には黄色病変としてみられる。

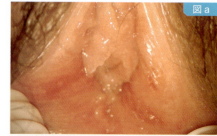

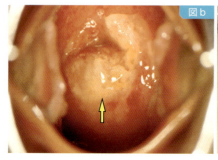
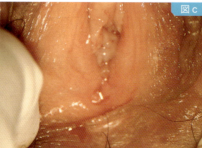
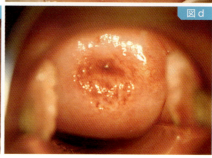

症例 8-② HSV-2 による単純ヘルペスウイルス子宮頸管炎

30歳代，未婚。性交渉後2日目より外陰痛，3日目より排尿痛が出現した。これらが増強するとともに帯下が増量したので当科を受診した。初めての経験である。

所見▶ 左右の小陰唇の後部から後交連にかけて3～4個の潰瘍がみられる（図a）。子宮腟部に，潰瘍性病変が3～4個みられる（図b）。外陰と子宮腟部病変からHSV-2を分離した。ゾビラックス経口1g分5で，5日間の予定で治療開始。第4病日の外陰所見でなお病変はある（図c）（次頁），第6病日の子宮腟部でなお壊死性病変が存在している（図d）。第14病日には外陰（図e），子宮腟部（図f）は治癒している。しかし，第16病日に早くも再発した（図g）。

コメント▶ 本例は早々と再発したが原因はゾビラックスの投与期間が短かったためと考えている。特にHSV-2はHSV-1に比べてゾビラックスの感受性がやや悪いのでHSV-2初感染では10日間は投与した方がよさそうである。〈註〉子宮腟部のHSV感染についてはp.83を参照。

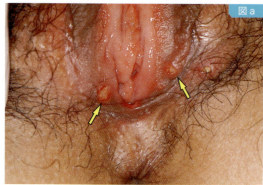
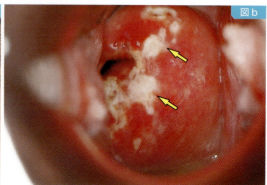

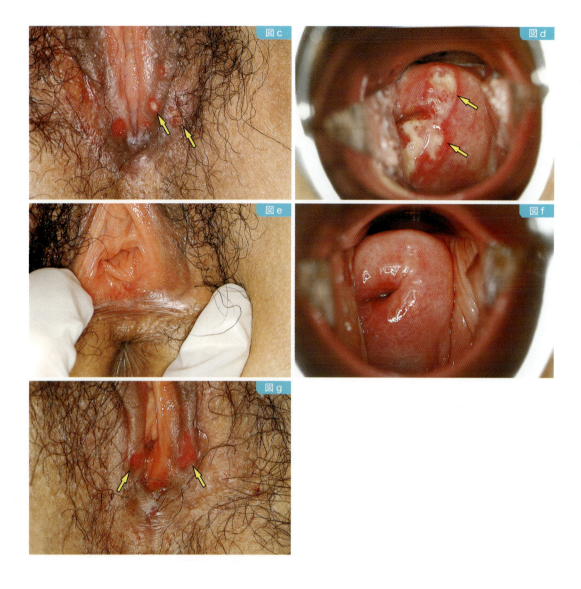

第1章 性器ヘルペス

Point 6　単純ヘルペスウイルス子宮頸管炎

　子宮頸管炎の原因としてよく知られているのは，淋菌，クラミジア・トラコマチスですが，第3の原因として単純ヘルペスウイルスがあります．淋菌やクラミジア・トラコマチスには確立した検出法があるので，これらによる子宮頸管炎の臨床像はほぼ正しく認識されていますが，単純ヘルペスウイルスによる子宮頸管炎は，子宮頸部にも用いることのできる感度と特異度のよい検査法がないので必ずしも正しく認識されてはいません．淋菌やクラミジア・トラコマチスが円柱上皮の子宮頸管（endocervix）を主体に感染し膿性や漿液性の分泌物が特徴的であるのに対し，単純ヘルペスウイルスは，子宮頸管だけでなく扁平上皮である子宮頸部外膜にも潰瘍や壊死性病変をつくります．

33

症例9　髄膜炎併発症例

20歳代，1G0P。性交渉後4日目に外陰に小指頭大の病変ができた。38℃の発熱と排尿痛のため当科受診。

所見▶ 来院時体温は38℃あり，右側の小陰唇の内側に破れた水疱らしい病変があった。腎盂腎炎を疑い抗生物質を処方した。その夜，39.6℃の高熱のため翌日来院したところ，右の小陰唇の内側に4〜5個の潰瘍がみられた（図a）。両側の鼠径リンパ節は腫脹し圧痛を認めた。体温は37.5℃あり，吐気があった。外陰潰瘍，子宮頸管，尿からHSV-2が分離された。

注目すべきは項部硬直と羞明感を認めたことであり髄膜炎の診断で入院させ，ゾビラックスの点滴静注を行った。ゾビラックスの点滴は著効を示し，上記の症状は1週間で消失し外陰病変もほぼ治癒した（図b）。

コメント▶ HSV-2の初感染例では発熱，頭痛，吐気，羞明感，項部硬直などの髄膜刺激症状に注意し，早期に診断し，静注によるゾビラックスの投与がすすめられる。本例のように外陰所見は軽度であるが髄膜炎を発症することがあるので，特にHSV-2初感染例では全身的な観察が重要である。

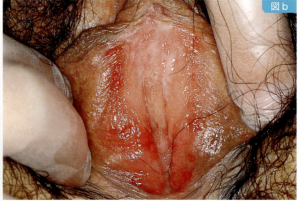

図a　図b

| 症例10 | 性器の HSV-1 と HSV-2 の重感染例 |

20歳代。1年前に HSV-1 による初発性器ヘルペスを発症している。2週前より外陰痛があり当科受診。

所見▶ 肛門の右側に多数の水疱と潰瘍がある（図a）。後交連にも小さい潰瘍がある（図b）。ここから HSV-2 を分離した。再発にしてはやや重症である。実は HSV-1 に既に感染しているが，今回は HSV-2 に初感染した例で，正しくは再発ではなく nonprimary first episode（npf）である。感染病理（p.145）を参照のこと。

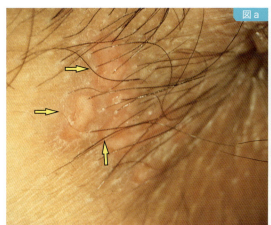
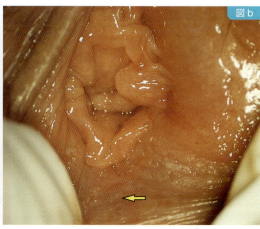

第1章　性器ヘルペス

臨床所見　Ⓐ 初発
HSV-1 による非初感染初発

> 初発時に分離された HSV の型と同じ型の抗体を有している場合を非初感染初発と定義されています。既に無症候性に感染していた HSV の再活性化によって初めて発症した症例で治癒までの期間は初感染よりも短いことが多いです。

症例 1-① 高齢者の初発例

50 歳代，0G0P。性交渉の翌日 38℃に発熱し，風邪と診断され解熱剤を処方された。3 日後に強い外陰痛が出現し，帯下が増量し近医受診後当科に紹介。このような症状は初めての経験である。夫に口唇ヘルペスや性器ヘルペスはない。

所見▶ 左右大小陰唇に無数の浅い潰瘍がみられ，肛門の周囲に水疱も多数みられる（図 a, b）。左右の鼠径リンパ節に腫脹・圧痛がある。外陰潰瘍と尿から HSV-1 が分離されたが，子宮頸管からは分離されなかった。1970 年代の症例であり，当時唯一の治療法であったアクリノール塗布後蛍光灯を照らす色素光線療法により治療した。本例は入院させ 1 日 2 回計 15 回の治療により治癒した。今となると歴史的な症例である。

本例は，発症時 HSV-1 抗体（＋＋），HSV-2 抗体（＋）であり既に感染していた HSV-1 の再活性化による非初感染初発と考えられる。今回の性交渉で感染したものではないと考えられる。50 歳以降の初発には本例のように以前に感染していた HSV の再活性化による場合も多い。

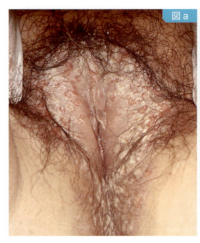
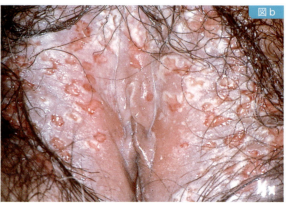

図 a　　図 b

症例1-② 高齢者の初発例

50歳代，5G3P。性交渉（オーラルセックスがあった）後2日目より外陰痛が出現した。発熱はなかった。初めての経験である。

所見▶ 左右の大陰唇の内側にそれぞれ10個以上の円形の潰瘍性病変がみられる。クリトリスを含んで両小陰唇が浮腫状である（図a, b）。両側の鼠径リンパ節の腫脹・圧痛がある。外陰からHSV-1が分離されたが，子宮頸管からは分離されなかった。ゾビラックス経口1g分5を4日間投与したところ，第6病日には治癒した。

発症時HSV-1抗体（＋＋），HSV-2抗体（－）であったのでHSV-1による非初感染初発と判定した。

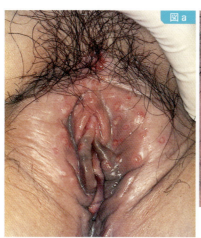
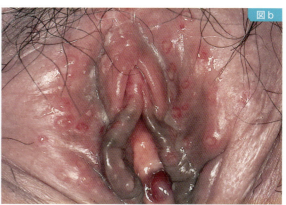

図a　図b

Point 7　高齢者の初発例

厚生労働省の性感染症の動向調査による年齢分布をみますと，性器クラミジア感染症，淋菌感染症，尖圭コンジローマでは，20～30歳台をピークとし，40歳台までにそのほとんどが含まれ，50歳以降は非常に減少するのに対し，性器ヘルペスは2006年から初発のみを登録するようになってからでも50歳以降の症例がほかの性感染症に比べて多いのが特徴です。この理由を探るべく私は59歳以下と60歳以上の初発性器ヘルペス患者さんについて血清学的な検討をしました。その結果非初感染初発が59歳以下の例では5％であったのに対し，60歳以上では91％と有意に高い頻度であることがわかりました。高齢者の初発例ではあたかも初感染例にみられるような広範囲に潰瘍がみられるやや重症例がありますが，このような場合，性交渉により初感染したというよりも，以前無症候に感染していたものが免疫力が低下する高齢になってHSVが増殖し発症したものも多いのではないかと思っています。

もっとも最近は60歳を超えても性活動の活発な女性もおりますので，性交渉で感染した例もないとはいえませんが……。ただ呈示したこの2例とも性的接触が契機になっていますので，性的接触が何らかの影響を与えたかもしれません。

症例2　非初感染による重症例

10歳代後半，未婚。性交渉（パートナーに異常はなく，オーラルセックスはなかった）があってから3日目に外陰の掻痒感があり翌日より疼痛に変わった。軽い熱感があった。このような症状は初めての経験である。

所見▶ 左右大小陰唇より会陰にかけて多発性に浅い潰瘍がみられる。左側の大陰唇に尖圭コンジローマ（矢印）が2個みられる（図a, b）。鼠径リンパ節は左側のみ腫脹・圧痛がある。子宮頸部は正常（図c）。外陰潰瘍からHSV-1が分離されたが子宮頸管からは分離されなかった。ゾビラックス経口1g分5/日にて治療開始したところ，著効を示し，第2病日には大部分の潰瘍には上皮化がみられ触っても痛みがないほどになった（図d）。第8病日には完治した（図e）。

コメント▶ 初発ではあるが発症時にHSV-1抗体（＋），HSV-2抗体（－）であり，潜伏していたHSV-1の再活性化による非初感染初発とした。このような広範囲に病変を呈するのは初感染に多いが非初感染でも起こり得る。臨床症状だけから初感染か非初感染の区別は難しい。既に免疫があるので速やかに治癒した。ただ厳密にいえば新たなHSV-1の再感染も否定はできない。

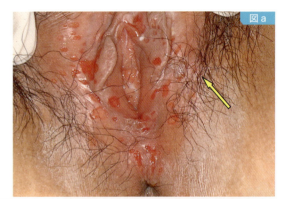

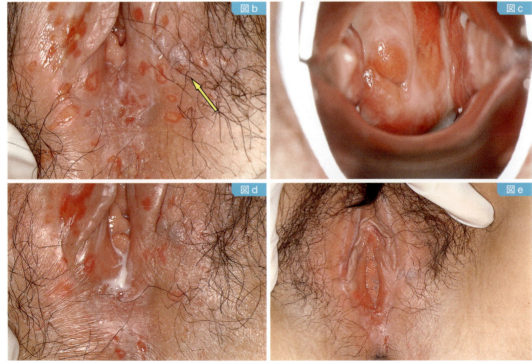

症例3　急性外陰潰瘍に酷似した症例

40歳代，3G2P。性交渉後（夫に異常はないとのこと）2日目より外陰痛が出現し次第に増強し排尿痛や歩行困難のため近医受診し当科紹介。このような経験は初めてである。この間発熱はなかったが口腔内アフタがあった。

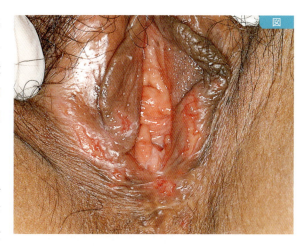

所見▶ 左右の小陰唇の内側に対称性に縦に長く地図状の線状でやや深い潰瘍がみられる。会陰にも潰瘍がみられる（図）。右の鼠径リンパ節に軽度圧痛があった。潰瘍が深いこと，口腔内アフタがあることから急性外陰潰瘍（リップシュッツ潰瘍）を疑って抗炎症剤と抗生物質を処方したが，念のためウイルス分離検査を行っておいたところ，なんと外陰潰瘍からHSV-1が分離され，性器ヘルペスであることが判明した。子宮頸管からはHSVは分離されなかった。

抗ウイルス剤はまだ開発されていなかったときの症例であるが，経過は良好で第2病日には，潰瘍の表面の上皮が被うようになり急速に軽快した。

発症時にHSV-1抗体（＋＋）でありHSV-1の再活性化によるものと判断した。経過が良好であったのはHSV-1抗体が陽性であったからであろう。

コメント▶ 本例のように潰瘍がやや深く，急性外陰潰瘍と誤診することもあるので，潰瘍性病変には病原診断によるウイルス学的検査は必須である。

症例 4　糖尿病合併例

40 歳代，1G1P。糖尿病治療中。以前から外陰に掻痒感があったが，4 日前から急に外陰痛と排尿痛が出現し当科受診。

所見▶ 外陰全体に無数の浅い潰瘍がみられ癒合し地図状を呈している。小陰唇はやや浮腫状（図 a, b）。糖尿病による外陰の真菌症の合併により外陰所見の様相が通常と異なっている。鼠径リンパ節に軽度圧痛がある。外陰と子宮頸管から HSV-1 が分離された。治療は入院し持続導尿カテーテルを留置し，アデニンアラビノシド軟膏を 1 日 3 回塗布し，第 6 病日にほぼ治癒したので，抗真菌剤含有軟膏を処方して退院となった。初診時，HSV-1 抗体（＋＋），HSV-2 抗体（－）であったので，非初感染初発とした。

コメント▶ 本来もう少し早く治癒したであろうが，糖尿病と真菌症が治療に悪影響を及ぼした。

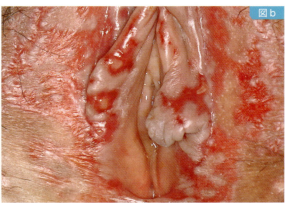

| 症例 5 | 片側性潰瘍 |

40歳代，0G0P。性交渉後（夫に異常はない）10日目から排尿痛が出現した。発熱はなかったが光がまぶしく首がまわりにくいことがあった。初めての経験である。近医を受診し当科紹介。

所見▶ 左側の小陰唇の外側と会陰の左側に線状の潰瘍がみられる（図a, b）。左側の鼠径リンパ節に腫脹・圧痛がみられた。子宮腟部には異常はない（図c）。外陰潰瘍よりHSV-1が分離されたが，子宮頸管からは分離されなかった。ゾビラックス経口1g分5で治療開始した。3日目で左大陰唇の潰瘍がよくなりつつある（図d）。

HSV-1抗体（＋），HSV-2抗体（－）であり，HSV-1の再活性化による非初感染初発とした。

コメント▶ 性器ヘルペス初発の特徴的な所見として外陰の両側性に多発する潰瘍といわれているが，初症例でも本例のように片側のことがあることは注意を要する。

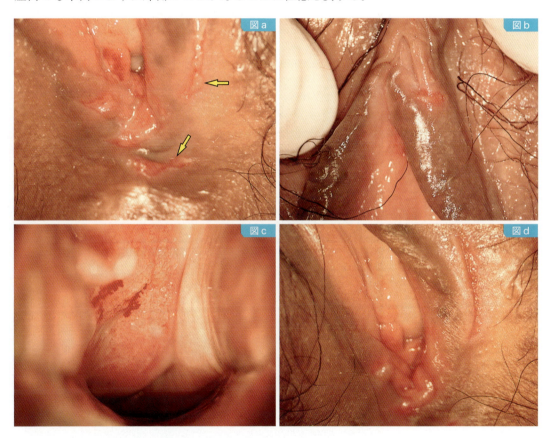

症例6　広汎性子宮全摘術後の症例

30歳代。子宮頸癌Ⅱ期のため広汎性子宮全摘術を受けた。術後5日目に外陰痛を訴えた（入院中）。初めての経験である。

所見▶　外陰から会陰・肛門周囲にかけて広範囲に円形・線状の潰瘍が認められる（図a〜c）。潰瘍からHSV-1が分離された。

ゾビラックス静注にて治療開始。4日目には外陰（図d）肛門周囲の病変（図e）はかなり改善し，10日目にはほぼ治癒した（図f）。その後，放射線の外照射を追加したところ，肛門部に再発した（図g）。

コメント▶　本例は，入院中なので性交渉の機会はなく最終の性交渉は3カ月前であったことと1カ月前の術前検査時の血清中にHSV抗体が証明されたので，今回の発症は非初感染初発とした。既に感染し潜伏感染していたHSV-1が手術という侵襲により免疫が低下し発症したものと考えられる。

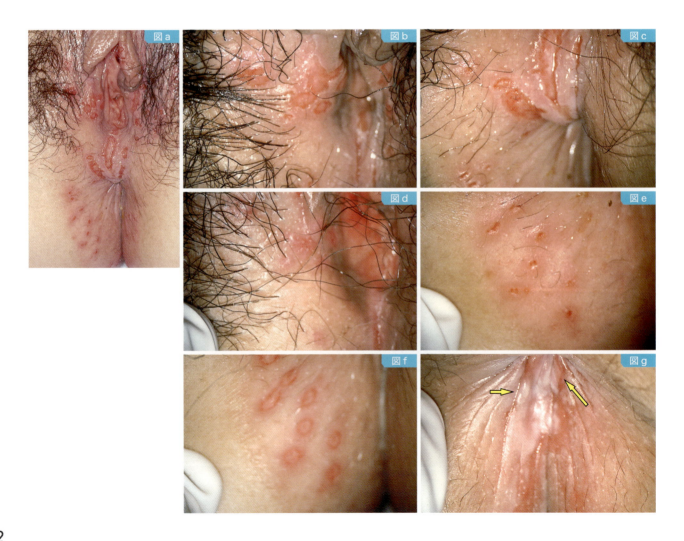

症例 7-① nonprimary first episode

30歳代，産褥76日目。2週間前に性交渉がありオーラルセックスがあった。外陰部痛と排尿痛のため当科受診（妊娠8カ月に帯状疱疹を発症した）。

所見▶ 左側の大陰唇から恥丘にかけて10数個のびらんと水疱がみられる（図a, b）。
両側小陰唇の内側に2～3個の潰瘍（図c）が，肛門にも潰瘍がみられる（図d）。
ゾビラックス経口1g分5/日で治療開始したところ，著効を示し，第4病日には大部分痂皮化した。第9病日には完治した（図e）。潰瘍と水疱からHSV-1を分離した。

コメント▶ 本例は発症時の抗体はHSV-1抗体（−），HSV-2抗体（＋）であり，HSV-1の初感染と考えられる。妊娠中に帯状疱疹に罹患しているのと水疱が小さく帯状疱疹様に見えたため帯状疱疹も疑ったが，HSV-1が分離されて正しい診断ができた。通常HSV-2抗体陽性者はHSV-1に感染し難いとされているが，稀に本例のようなこともある。外国ではnonprimary first episodeと呼ばれている。

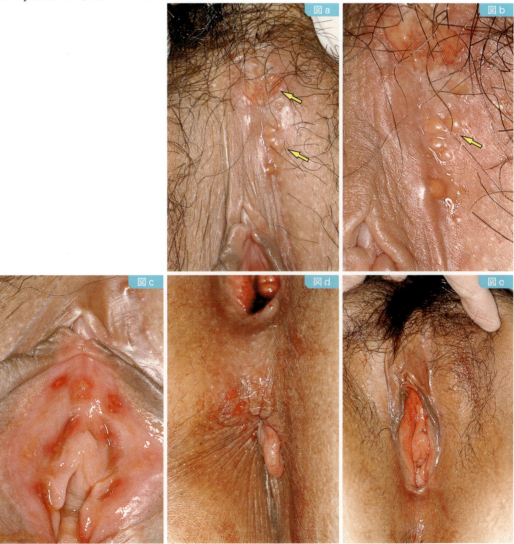

症例 7-② nonprimary first episode

30歳代，1G1P。性交渉があってから18日目に外陰部に掻痒感があり，翌日38℃発熱，排尿痛が出現した。初めてのことである。1カ月前に口内炎になったが関節痛や結節性紅斑などベーチェットを疑わせる症状はなかった。近医にて性器ヘルペスを疑われ当科紹介。

所見 ▶ 両側小陰唇の上半分に多発性の水疱と潰瘍がある（図）。両側の鼠径リンパ節に腫脹・圧痛がある。子宮頸部は正常。外陰の潰瘍からHSV-1が分離されたが子宮頸部からは分離されなかった。ゾビラックス経口1g分5/日を投与したところ，著効を示し，3日目にかなり好転したが，なお，新鮮なびらんがあったのでゾビラックスは8日間投与した。この間，排尿・排便障害はなかった。

コメント ▶ 病変は，小陰唇の上半部に限局している。患者は初診時，HSV-1抗体（－），HSV-2抗体（±）であったので，nonprimary first episodeと考えた。夫は高いHSV抗体価を有しており，感染源は夫と考えられた。HSV-1感染であるためか排尿障害はなかった。

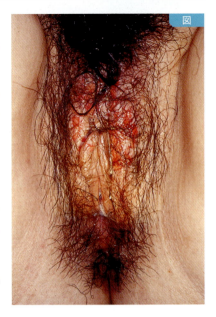

図

Point 8 nonprimary first episode

　そのまま邦訳すれば「非初感染初発」ということになりますが，外国では次のように用いています。HSVには1型と2型がありますが，HSV-1抗体を有している人（すでにHSV-1に感染している人）がHSV-2に感染した場合，あるいはHSV-2抗体を有している人（すでにHSV-2に感染している人）がHSV-1に感染した場合です。したがってこの言葉を用いるには，感染したHSVの型とそのときの患者さんの有している抗体を型別に測定する必要があります。

　HSV-1抗体を有している人がHSV-2に感染した場合，HSV-2の初感染ではありますが，HSV-1とHSV-2には抗原的に一部交差する（共通部分）がありますので，HSV-1抗体がHSV-2の増殖を一部抑制することになります。HSV-2の初感染の場合よりは症状が軽くなることがあります。

第1章 性器ヘルペス

臨床所見 | 初発
HSV-2 による非初感染初発

> 初発時に HSV-2 を分離したが HSV-2 抗体も陽性であり，既感染の HSV-2 の再活性化によるものです。

症例 1 外陰に広範な病変を呈した例

20 歳代．性交渉後，5 日目に外陰に発疹が 7 日目に発熱と頭痛が出現．排尿痛，歩行困難も出現した．初めてのこと．10 日目に当科受診．

所見▶ 両側の小陰唇から大陰唇にかけて多数の潰瘍があり，一部に破れた水疱（矢印）がみられる（図 a, b）．外陰潰瘍と子宮頸管から HSV-2 が分離された．アラセナ軟膏の塗布により 4 日目で治癒．しかし，2 カ月後に再発した．本症例は発症時に既に HSV-2 抗体を有しており，HSV-2 の再活性化による非初感染初発と診断した．

コメント▶ 本例はゾビラックス発売前の症例で局所治療のみであったが，HSV-2 抗体を有していたことと発症後 5 日も経ていたことから比較的治癒までの期間が短かった．ただ，もしゾビラックスの経口投与を十分行うことができたならば 2 カ月後の再発は避けられたかもしれない．

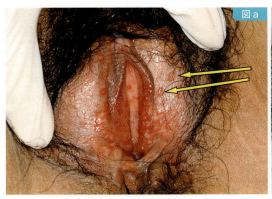
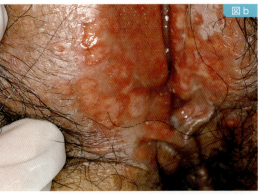

症例 2-① 外陰より腟，子宮腟部の病変が目立つ

20歳代で，外陰痛で当科受診。このような症状は初めて出現した。子宮腟部に黄色い壊死性病変が多数みられる（図a, b）。外陰と腟前庭にやや深い潰瘍がみられるが，数は少ない（図c, d）。外陰と子宮頸管からHSV-2を分離した。初診時にHSV-2抗体が検出され非初感染初発である。

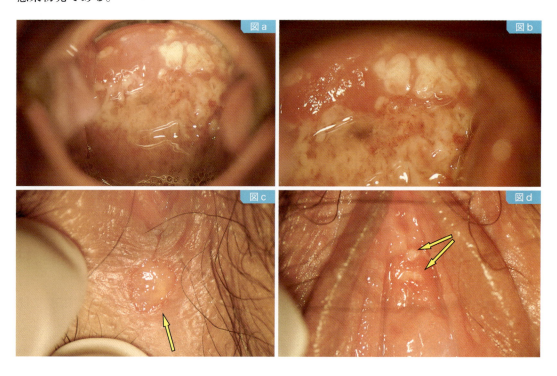

症例 2-② 外陰より腟，子宮腟部の病変が目立つ

40歳代で，外陰痛で当科受診。初めての経験である。腟前庭に数個の潰瘍がみられる（図a）が，腟壁に多発する潰瘍がみられる点が本例の特徴である（図b, c）。外陰と子宮頸管からHSV-2を分離した。初診時にHSV-2抗体を検出しているので非初感染初発である。

コメント▶ 外陰の病変より腟や子宮頸部の病変が著しいことがある。このような例では急性外陰潰瘍や子宮頸癌との鑑別が大切である。

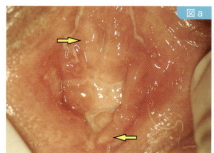
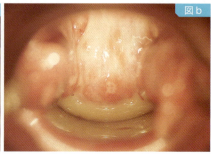
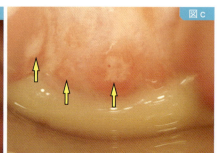

Point 9 腟・子宮頸部の病変を見逃さない

以前性器ヘルペスは外陰ヘルペスと呼ばれていたように外陰のみの疾患と考えられていましたが，本疾患は仙髄神経節に潜伏している HSV が再活性化して S_2-S_4 の支配領域に再び出現するので，決して外陰だけの疾患ではありません。産婦人科医は特に腟・子宮頸部の病変の存在に注意する必要があります。このことは HSV の病勢を判断するだけではなく，特に妊婦では新生児ヘルペス発症のリスクと深く関係しますので特に重要です。

症例3　非初感染初発による Elsberg 症候群

30歳代，未婚。性交渉（オーラルセックスあり）後4日目に外陰掻痒感があり，9日目に右の小陰唇の外側に水疱ができてつぶれた。発熱はなかった。初めての経験である。排尿困難が出現した。

所見▶ 右の小陰唇の外側に潰瘍がみられ，左の小陰唇の外側にも潰瘍がある（図a）。左の鼠径リンパ節のみ腫脹・圧痛がある。子宮腟部は正常（図b）。HSV-2 が外陰から分離されたが子宮頸管からは分離されなかった。

排尿障害（Elsberg 症候群）を伴っている。ゾビラックス経口1g分5/日5日間の投与で第5病日には治癒したが第10病日に左側の大陰唇に水疱が出現し，左側の鼠径リンパ節に腫脹・圧痛がみられた。発症時に HSV-2 抗体を有していたので，非初感染初発と診断した。

コメント▶ Elsberg 症候群は初感染初発に発症することが多いが本例のような非初感染初発でも時に発症する。本例は抗体価が比較的高く，HSV-2 の活動性が高かったためと考えられる。第10病日に再発しているが，ゾビラックスは10日間投与すべきであった。

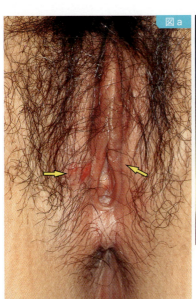
図a

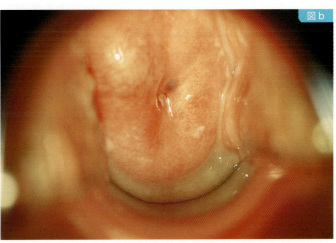
図b

症例 4-① 初発でも潰瘍が片側で単発で排尿障害を伴った例

10歳代，未婚。性交渉は1年前からない。交通事故で頭部を打撲してから1週間後に外陰に異和感がある。

所見 ▶ 左の小陰唇に2個の潰瘍がある（図）。鼠径リンパ節の腫脹はない。HSV-2が外陰潰瘍から分離されたが子宮頸管からは陰性であった。初診時，HSV-2抗体が陽性であった外陰病変はバラマイシン軟膏で第3病日にはよくなったが，第7病日から排尿障害が10日間続いた。（ゾビラックス発売以前の症例である。）

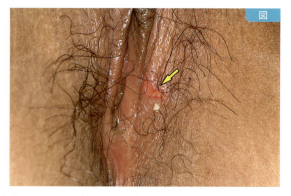

症例 4-② 初発でも潰瘍が片側で単発で髄膜炎を伴った例

10歳代，未婚。1週間前から外陰痛があり，2日前より38.7℃の発熱と頭痛と首の異和感が出現した。初めての経験。

所見 ▶ 右の大陰唇に1個潰瘍がみられる（図）。右の鼠径リンパ節のみ腫脹と圧痛がある。HSV-2が外陰から分離されたが子宮頸管は陰性。初診時，HSV-2抗体が陽性であった。ゾビラックス経口1g分5/日で治療したが，高熱が1週間続いたので計8日間投与し治癒した。

コメント ▶ 本例は高熱と頭痛と項部硬直などがあり，髄膜炎を併発している可能性がある。このような場合は抗ウイルス剤の投与を10〜14日間に延長するとよい。外陰病変は軽く神経障害がみられたので外陰病変に気づかないと内科を受診したであろう。

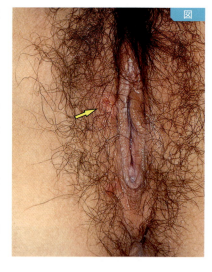

症例 4-③ 初発でも潰瘍が片側で単発

20歳代，未婚。性交渉（オーラルセックスあり）後4日目より外陰痛。発熱，頭痛はない。初めての経験（図）。

所見 ▶ 左の小陰唇に小さい潰瘍が1個あるのみ，この病変よりHSV-2を分離した。同時にHSV-2抗体も検出した。左の鼠径リンパ節の腫脹・圧痛は軽度。ゾビラックス経口1g分5/日，3日間で治癒。

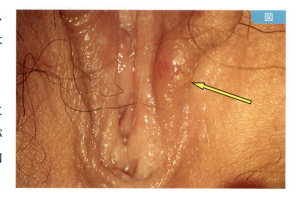

Point 10　初発でも片側で単発の病変のことがある

　従来から初発性器ヘルペスの特徴は「左右対称的な多発する潰瘍」といわれていましたが，実際はこのような例は少なく，本例のように初発でも病変が片側で2～3個のこともあることに注意します。ここに呈示した3例はHSV-2の非初感染初発でした。注意しなければいけないことは，外陰の病変は軽度であっても，髄膜炎やElsberg症候群のような神経障害をもたらすことがあることです。

症例 5-①　潰瘍が線状のことがある

30歳代，未婚。1年前より時々外陰搔痒感があった。今回1週間前より症状がありゲンタシン軟膏を塗布していた。

所見▶ 左大陰唇の外側に線状の潰瘍がみられる（図）。この病変からHSV-2が分離されたが子宮頸管は陰性。ゾビラックス軟膏の塗布が著効。

コメント▶ 2週間抗生物質軟膏をつけていたが治癒せずゾビラックス軟膏が著効した。

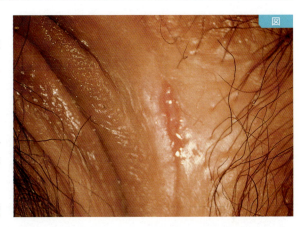

症例 5-②　潰瘍が線状のことがある

50歳代，2G2P。8日前から外陰部がヒリヒリした。初めての経験。性交渉は全くない。当科は発症後8日目に受診。

所見▶ 左の大陰唇の内側に治りかけの線状の潰瘍がある（図）。この病変からHSV-2を分離したが子宮頸管からは陰性。ゾビラックス軟膏で治療し，5日間で軽快。

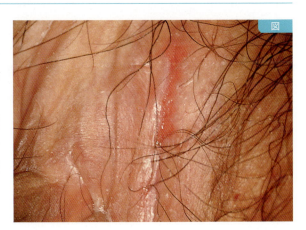

Point 11　潰瘍の形が線状のこともある

　性器ヘルペスの潰瘍の形として線状のことがあるので，線状の潰瘍を診たらHSVの病原診断を行うようにします。

症例6-① 子宮頸癌放射線治療中の初発

50歳代，子宮頸癌のため広汎性子宮全摘術を受けた。術後下腹部外照射中15日目に排尿痛が出現。左右小陰唇に潰瘍（図a），左臀部に水疱が出現し（図b, c），これらの病変よりHSV-2を分離した。ゾビラックス経口1g分5/日で治療開始。3日目にはかなり軽快（図d）。30日目に肛門に潰瘍が出現した（図e）。その後左脚に水疱（図f）が出現し，いずれの病変からもHSV-2を分離した。

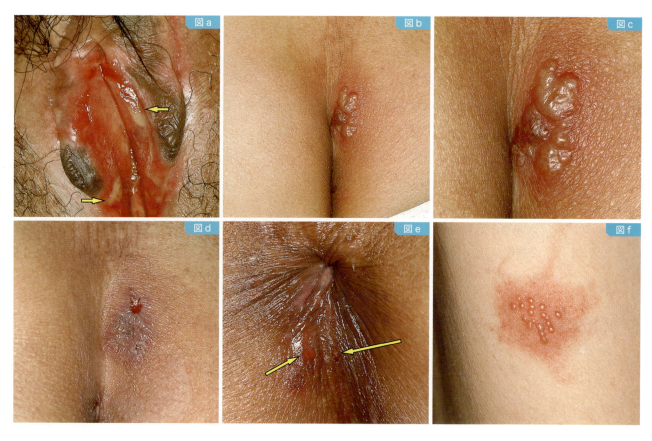

症例6-② 子宮頸癌放射線治療中の初発

50歳代，子宮頸癌のため広汎性子宮全摘術後下腹部の外照射中，外陰部に浅い潰瘍が出現した（図）。HSV-2を分離した。

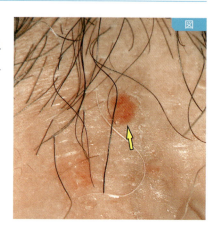

症例 6-③ 子宮頸癌放射線治療中の初発

子宮頸癌のため広汎性子宮全摘術後下腹部に外照射を行っている時に肛門の近くに浅い潰瘍が出現し，ここから HSV-2 を分離した（図）。

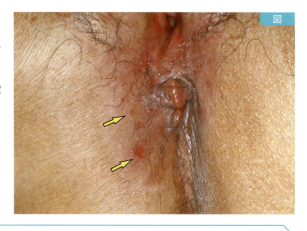

Point 12　下腹部放射線照射による再活性化

この 3 例は，下腹部の放射線照射中に初めて発症しています。いずれも HSV-2 が分離されています。この 3 例はいずれも HSV-2 抗体値が高く，HSV-2 の潜伏感染量が多かったことを伺わせました。放射線により局所の免疫が低下し HSV-2 が再活性化されたため発症したと考えています。

症例 7-① 免疫抑制状態により誘発された症例

40 歳代，白血病のため内科入院中。抗がん剤治療中。4 日前より外陰痛。38℃ の発熱が続いている。外陰潰瘍のため当科紹介。

所見▶ 右小陰唇の外側に 2 個のやや深い潰瘍がある（図 a, b）。この病変より HSV-2 を分離した。同時に真菌も検出。アラセナ軟膏にて治療するも，第 10 病日にても治癒せず（図 c）HSV は分離されなかったが，真菌が検出された。1 カ月後にもなお潰瘍が治りきっていない（図 d）。発症時に HSV-1 抗体および HSV-2 抗体ともに高い値であり抗がん剤の免疫抑制により潜伏していた HSV-2 が誘発されたものと考えられた。

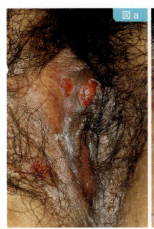
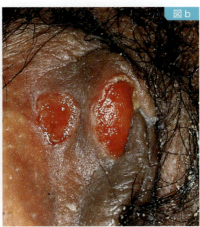
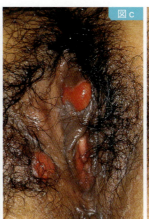
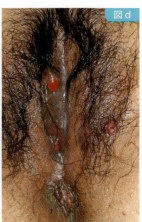

症例 7-② 免疫抑制状態により誘発された症例

60歳代，Thymomaのためプレドニン，エンドキサンによる治療を行っていたところ，約1ヵ月して外陰潰瘍が出現しゲンタシン軟膏にて治療するも治癒せず，当科受診．

所見▶ 左大陰唇に非常に深い潰瘍があり，肛門の右にも非常に深い潰瘍がみられる（図）．この部よりHSV-2を分離した．

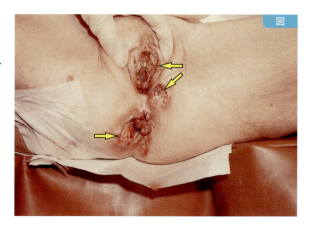

症例 7-③ 免疫抑制状態により誘発された症例

50歳代，白血病のため，メトトレキサート投与中，外陰痛出現で当科受診．

所見▶ 左小陰唇の内側に浅い潰瘍がみられる（図）．この部分よりHSV-2を分離した．

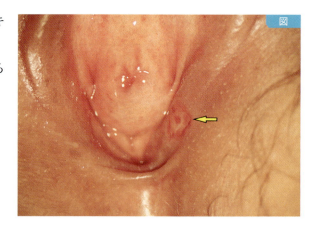

症例 7-④ 免疫抑制状態により誘発された症例

40歳代，Immunothrombocytosisのため内科入院中．プレドニゾロンにて治療開始後20日目頃から水疱が出現した．

所見▶ 左大陰唇の外側に水疱とつぶれかけた水疱がみられる（図）．鼠径リンパ節の腫脹はない．外陰病変からHSV-2を分離したが，子宮頸管からは分離されなかった．

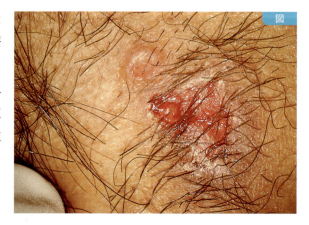

症例 7-⑤ 免疫抑制状態により誘発された症例

40歳代，最後の性交渉は4か月前。全身性エリテマトーデスのため内科入院中でプレドニン投与中。外陰に発疹があり，当科受診。初めての経験。

所見▶ 右小陰唇内側，左大陰唇外側など会陰部や肛門に潰瘍が多発している（図）。鼠径リンパ節の腫脹はない。外陰潰瘍，子宮頸管よりHSV-2を分離した。免疫抑制が強いためHSV-2が広範囲に再活性化されたものと思われる。

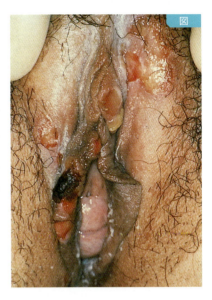

症例 7-⑥ 免疫抑制状態により誘発された症例

40歳代，ヒト免疫不全ウイルス（エイズウイルス）キャリア。サイトメガロウイルス網膜炎の既往がある。外陰の異和感のため当科紹介。CD4陽性Tリンパ球数は16とかなり強度の免疫抑制状態であった。

所見▶ 右大陰唇に小さい潰瘍がみられる（図）。この病変よりHSV-2を分離。HIVキャリアは性器ヘルペスの再発頻度が多く，治り難い。

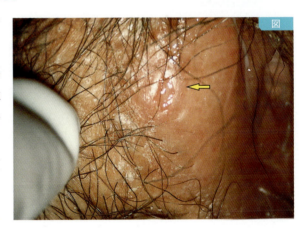

Point 13 免疫能と性器ヘルペス

性器ヘルペスの発症には，知覚神経節に潜伏感染しているHSVの量と再活性化されて知覚神経を下行し，外陰粘膜に到達した時の局所の免疫力が関連していると思われます（p.143図3参照）。

さらに潰瘍の治癒機転にも免疫能が関連しています。

ステロイドや抗がん剤など全身の免疫を抑制する薬剤の投与，HIV感染による免疫能の低下，下腹部の放射線照射のような局所的な免疫能の低下状態による性器ヘルペスの発症は，このことを臨床的に検証したものと思います。

症例 8-① HSV-1 感染例に HSV-2 が初感染

20歳代，未婚。性交渉があってから3日目に外陰痛。5日目に38℃の発熱があり排尿痛も出現した。パートナーには異常はない。

所見▶ 左右の小陰唇の内側，尿道口，後交連や肛門に潰瘍がある（図）。左右の鼠径リンパ節腫脹・圧痛がある。子宮腟部に易出血性の病変がみられる。排便・排尿困難を伴っている。HSV-2 が外陰・子宮腟部病変より分離された。発症時には HSV-1 抗体を有していて今回 HSV-2 に感染した。

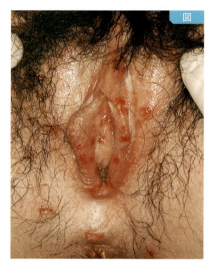

症例 8-② HSV-1 感染例に HSV-2 が初感染

20歳代，性交渉後7日目より外陰痛が出現した。発熱・頭痛はなかった。4カ月前から口唇ヘルペスに罹患。

所見▶ 両側小陰唇の内側に数個ずつの潰瘍がある（図）。鼠径リンパ節の腫脹はない。HSV-2 が外陰から分離されたが子宮頸管は陰性。全体に症状は軽い。発症時に HSV-1 抗体を有しており，これが HSV-2 感染に制御的に働いたためと考えられる。

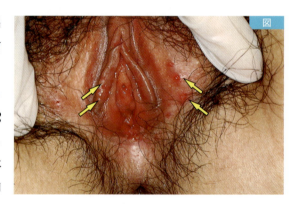

症例 8-③ HSV-1 感染例に HSV-2 が初感染

20歳代，4カ月前にHSV-1による初感染性器ヘルペスに罹患。今回，外陰痛で受診。再発を疑った。

所見▶ 小陰唇の内側に4～5個の潰瘍がみられる（図）。この潰瘍と子宮頸管よりHSV-2が分離された。受診時の抗体はHSV-1抗体（＋）HSV-2抗体（－）で，HSV-1抗体があるにもかかわらずHSV-2に初感染した。

コメント▶ まず性器にHSV-1に感染し，後に性器にHSV-2が感染したことを証明でき貴重な例である。

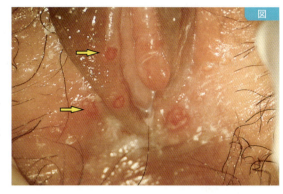
図

Point 14 HSV-1 感染例に HSV-2 が初感染（nonprimary first episode）

HSV-1抗体を有している例はHSV-2に感染し難いとされていますが，この3例はHSV-1に既に感染していたが（発症時には抗HSV-1抗体陽性）HSV-2にも重感染した例です。ただし，症状は比較的軽くHSV-1抗体の存在はHSV-2感染による症状を軽くするようです。HSV-1抗体を有しているものがHSV-2に，HSV-2抗体を有しているものがHSV-1に感染する場合を外国ではnonprimary first episodeと呼んでいます。適当な邦訳がありません。HSV-1感染は口唇ヘルペスによることが多いので，HSV-1抗体は既往の口唇ヘルペスによったものと考えられます。しかし，症例8-③は，性器のHSV-1感染後4ヵ月目に新たに性器にHSV-2が感染した訳で，同じ性器にHSV-1とHSV-2が感染することがあることを示した貴重な例です。

nonprimary first episodeにはHSV-1抗体を有しているものがHSV-2に新たに感染する場合とHSV-2抗体を有しているものがHSV-1に新たに感染する場合がありますが前者の方が頻度は高いと考えられます。その理由としてはHSV-1は若い頃に口唇ヘルペスとして感染し，性行為を開始するような年齢になってからHSV-2に感染することが一般的であるためと考えられます。

第1章 性器ヘルペス

臨床所見 | Ⓑ 再発
HSV-1による再発

> 本疾患の大きな問題が再発する事です。再発は心身のストレスとなり頻繁に再発するとQOLの低下にもなります。再発はHSV-2の感染例に多いのですがHSV-1の感染例でも再発することがあります。

症例1-① 大小陰唇に潰瘍性病変として再発

20歳代。5カ月前にHSV-1による初感染初発のため入院し，ゾビラックス点滴治療が行われた。4日前から外陰に異和感があり受診。

所見▶ 右の小陰唇にやや深い潰瘍性病変がある（図a, b）。右鼠径リンパ節に軽度圧痛がある。潰瘍からHSV-1を分離したが子宮頸管からは分離陰性。ゾビラックス軟膏3～4日で治癒した。

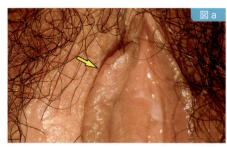
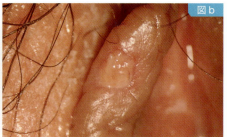

症例1-② 大小陰唇に潰瘍性病変として再発

20歳代。1年10カ月前にHSV-1による初感染初発のためゾビラックス経口1g分5/日5日間投与，1週間で治った。7カ月後に再発した。その後に再発し今回の受診となった。

所見▶ 左の大陰唇に1個やや深い潰瘍が認められる（図a, b）。左の鼠径リンパ節に軽い腫脹がある。HSV-1をこの潰瘍から分離したが，子宮頸管は分離陰性。ゾビラックス経口1g分5/日，5日間で治癒した。

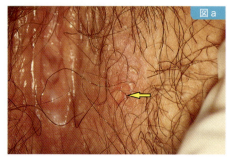
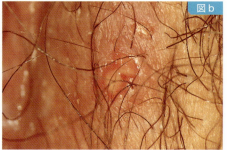

症例 2-① 肛門や肛門周囲の再発

30歳代。4年前にHSV-1による初感染初発のためゾビラックス経口1g分5/日，6日間にて治癒した。今回は5日前から再発した。

所見 ▶ 肛門に放射状に線状潰瘍があり（図a），左臀部にも円形のやや深い潰瘍がある（図b, c）。左の鼠径リンパ節に腫脹・圧痛がある。潰瘍からHSV-1を分離したが子宮頸管は陰性であった。ゾビラックス経口1g分5/日で治療開始，3日目にかなり軽快した（図d）。

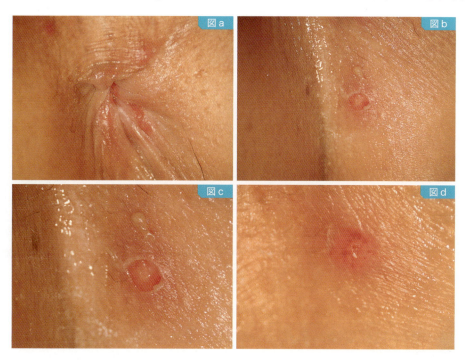

症例 2-② 肛門や肛門周囲の再発

30歳代。6カ月前にHSV-1による初感染初発。外陰の異和感のため来院。

所見 ▶ 左の小陰唇と肛門にやや深い潰瘍性病変があり，HSV-1を分離した（図）。

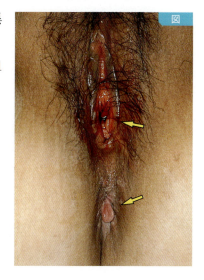

第1章 性器ヘルペス

症例 2-③ 肛門や肛門周囲の再発

30歳代。2年前にHSV-1による初発性器ヘルペスに罹患している。5日前より排尿時痛があり来院。

所見▶ 肛門から会陰にかけて潰瘍が8個みられる（図a）。これらからHSV-1を分離した。ゾビラックス経口1g分5/日にて治療開始。3日目すでに上皮が潰瘍を被っている（図b）。7日目にはほぼ治癒した（図c）。

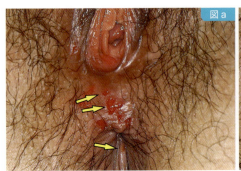
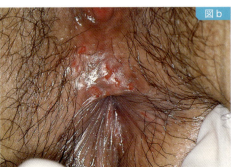
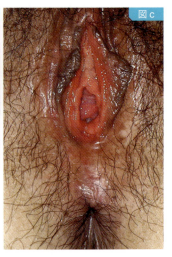

症例 2-④ 肛門や肛門周囲の再発

20歳代。1年半前，HSV-1による初発性器ヘルペスに罹患。10日前から外陰痛と肛門痛があり当科受診。

所見▶ 肛門のまわりに線状の潰瘍が4〜5個みられる。再発にしてはかなり広い範囲に線状の潰瘍がある（図a, b）。左の鼠径リンパ節が腫脹・圧痛がある。肛門周囲の潰瘍からHSV-1を分離したが子宮頸管は陰性。ゾビラックス経口1g分5/日で治療開始。5日間投与後，ほぼ治癒した（図c）。

コメント▶ HSV-1による再発例には肛門の病変がしばしばみられる。

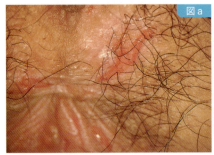
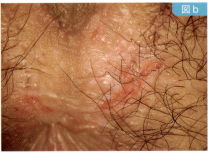
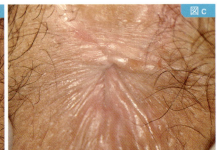

症例 2-⑤ 肛門周囲や会陰の再発

20歳代。4年前にHSV-1による初感染初発性器ヘルペスに罹患。今回外陰の異和感のため来院。

所見▶ 左臀部に小さい潰瘍が4個（図a）。その10カ月後に肛門部に（図b），3年後に左の会陰部（図c），その2年後に会陰に再発した（図d）。いずれもゾビラックス経口1g分5/日に5日間投与で治癒した。

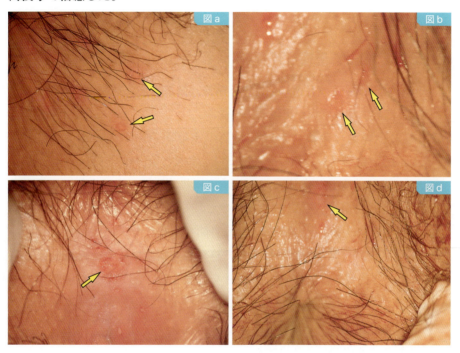

症例 3 HSV-1 再発例は軽くないことがある

20歳代。1年8カ月前に初発性器ヘルペスに罹患。今回5日前に外陰痛が出現した。最近性交渉はなかった。

所見▶ 小陰唇から大陰唇にかけて，円形，線状の潰瘍が広く多発し再発にしてはやや重症である。ここからHSV-1を分離した（図a, b）。ゾビラックス経口1g分5，7日間投与で治癒した。

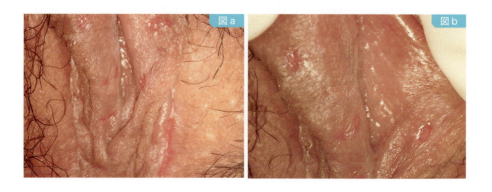

Point 15 HSV-1 による性器ヘルペスの再発

HSV-1 による性器ヘルペスの再発例の病変は水疱より潰瘍性病変が多い印象があります。一般に HSV-1 による性器ヘルペスの再発頻度は HSV-2 による場合に比べて少ないが，再発する例はある。この場合 HSV-2 に比べて初発から再発までの期間が長い例が多く，しばしば初感染初発のように広い範囲の病変が出現することがあります。

症例 4-① HSV-1 による重症な再発例

10 歳代，未婚。3 カ月前に強度の外陰痛，発熱もあり他院にて性器ヘルペスといわれた。今回，2 日前より外陰痛が出現し当科受診。

所見
❶ 左右大陰唇から会陰にかけて多数の水疱がみられる。水疱の表皮が厚いのが特徴的（図 a, b）。鼠径リンパ節の腫脹はない。水疱と子宮頸管（図 c）から HSV-1 を分離した。血清抗体は初診時 IgG 抗体陰性，IgM 抗体共に陰性であった。12 日後 IgG 抗体は 85 EIA まで急上昇したが〈註〉，IgM 抗体は依然として陰性で初感染ではないことを示唆している。バルトレックス 1,000 mg 経口分 2，10 日間で治癒した。

❷ 約 6 カ月後，会陰から肛門にかけて再発し，病変は広く，再発にしては重い症状であった（図 d）。肛門と子宮頸管から HSV-1 を分離した。IgG 抗体は 10 EIA であり 6 カ月前と比べ低値を示した。IgM 抗体はやはり陰性であった。10 日後には IgG 抗体が 105 EIA まで急上昇したが，IgM 抗体は陰性であった。

❸ その後も半年の間に 3 回再発している（図 e〜g）。

コメント
当院を受診した時は再発と考えられたにもかかわらず，発症時には IgG 抗体，IgM 抗体ともに陰性であったが，発症後 IgG 抗体が急上昇した。しかし，IgM 抗体は陰性であり初感染ではないことがわかる。約 6 カ月後 IgG 抗体が低下したところで再発し，しかも病変が初感染を思わせるように広いなど興味深い経過をとっている。本例は発症時は IgG 抗体は低く，発症後は急上昇し，一見初感染のようにみえるが IgM 抗体は常に陰性であり血清学的には初感染ではないことがわかる。また分離した HSV はすべて 1 型であり，2 型特異抗体の上昇はなく，HSV-2 の再感染ではなく潜伏感染していた HSV-1 の再活性化であろう。このことは分離した HSV-1 のそれぞれの株の DNA 切断パターンが一致していることからも証明されている。図 h に抗体の推移と HSV 分離結果を示す。一般にウイルス感染では上昇した IgG 抗体は年余にわたり高い値を維持すると考えられているが，本例では上昇した HSV-1 IgG 抗体が短期間に低下しており，それを契機に再発している。HSV 抗体の低下は，HSV-1 に特有なことかもしれない。本例の詳細を以下の論文に報告した。

(Umene K, Kawana T, Fukumaki Y：Serologic and genotypic analysis of a series of Herpes Simplex Virus Type 1 Isolates from two patients with genital herpes. J Med Virol 81：1605-1612, 2009)

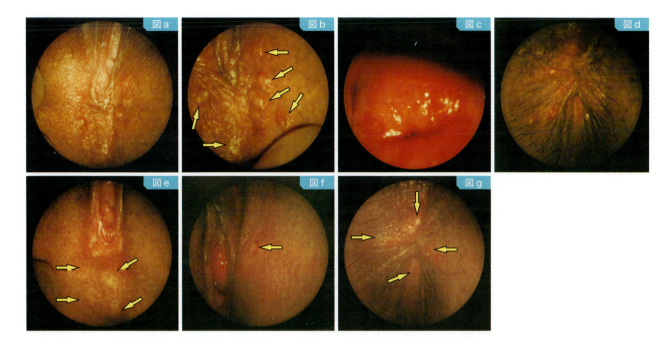

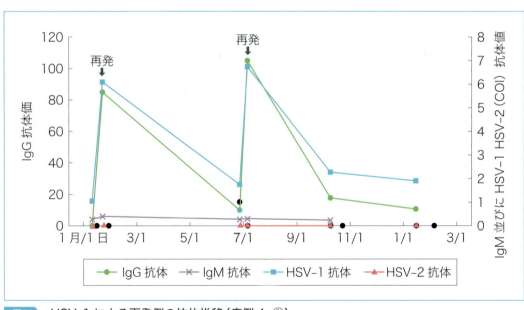

図h　HSV-1による再発例の抗体推移（症例4-①）

〈註〉抗体測定法：HSV抗体はELISA法（デンカ生研）を用い，IgG抗体カットオフ値は4.0 EIAである。IgM抗体のカットオフ値は1.2 COIである。HSV-1抗体，HSV-2抗体はHerpe Select（Focus社）を用いた。カットオフ値は1.0（C01）である。

第1章　性器ヘルペス

症例4-② HSV-1による重症な再発例

40歳代，1G1P。4日前から38〜39℃の発熱と頭痛があり，2日前より強い外陰痛のために座ることもできないため当科受診。初めての経験。

所見▶ ❶初発時には外陰全体に広範に水疱がみられる。両側の鼠径リンパ節に腫脹・圧痛があった（図a）。初発性器ヘルペスの診断で入院。外陰と子宮頸管からHSV-1を分離。ゾビラックスの点滴により治療を開始した。第3病日には水疱が破れてきた（図b）。第5病日には地図状の浅い潰瘍となり症状はよくなった（図c）。第12病日はほぼ治癒したが（図d），左右の小陰唇の上部が癒着した（図e）。IgM抗体は陰性から9.78 COIへと，IgG抗体は陰性から21.9 EIAへと陽転した。しかし4カ月後にはIgG抗体は8.0 EIAに低下した。

❷7カ月後に再発したが外陰に広範に水疱や潰瘍が出現し重症である（図f）。しかし鼠径リンパ節の腫脹はなかった。外陰からHSV-1を分離。IgG抗体は28.6 EIAと急上昇した。その後5カ月後にも再発しているが病変は広い（図g）。この時のIgG抗体は18.8 EIAと前回に比べると低い値であった。

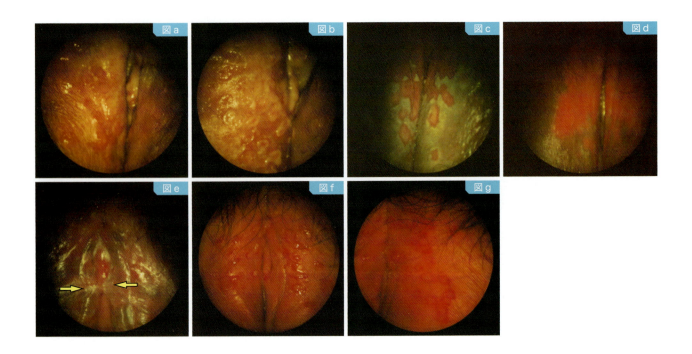

Point 16　HSV-1による性器ヘルペスの再発

HSV-1による性器ヘルペスの場合，一度上昇したIgG抗体が経過とともに低下することがあり，この時に再発するようです。そしてこの場合はかなり重症となることがあるように思われます。

症例5　カポジ水痘様発疹症を呈したHSV-1による重症な再発例

所見▶　30歳代，1G1P。妊娠21週に外陰痛があり当科受診。初めての経験とのことであった。
外陰に多発する潰瘍がみられる（図a）。発熱はなかった。鼠径リンパ節の腫脹は軽度。外陰病変と子宮頸管からHSV-1を分離。アシクロビルの点滴静注にて治療。40週5日目に3,311 gの女児を経腟分娩。新生児には異常はなかった。9カ月後，外陰の痛痒い症状を主訴として来院。外陰に多発性の水疱様発疹がみられカポジ水痘様発疹症と診断された。（図b〜e）。両側の鼠径リンパ節は腫脹し圧痛がみられた。右前胸部にも発疹がみられた。外陰，子宮頸管，前胸部の病変からHSV-1を分離した。バルトレックス1,000 mg 分2/日。第5病日には軽快傾向，14日間投与で軽快した（図f）。本例はアトピー性皮膚炎の既往があった。

コメント▶　HSVによるカポジ水疱様発疹症は皮膚のバリア機能の低下がみられるアトピー性皮膚炎患者に多く，主にHSV-1による初感染が多いが再発の場合もある。IgE値は正常範囲であったが，発症前に上昇傾向がみられた。HSV IgG抗体が発症前に低下傾向にあり，発症後急上昇している。IgM抗体は陰性であった（図g）。本例の抗体価の推移を図gに示した。

第1章　性器ヘルペス

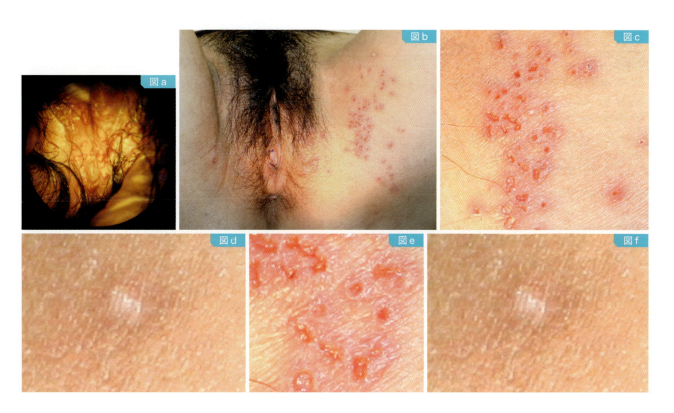

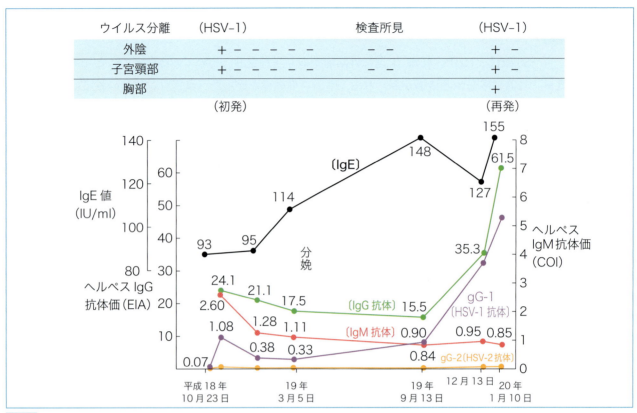

図g HSV-1による再発がカポシ水痘様発疹症であった例の抗体推移（症例5）
〈註〉抗体測定法は症例4-①（p.61, 図h）と同じ方法を用いた

第 1 章 性器ヘルペス

臨床所見　B 再発
HSV-2 による再発

> 初発性器ヘルペスのうち HSV-2 による場合は 80〜90％が 1 年以内に再発し，HSV-1 による場合の 20〜30％に比べはるかに再発しやすく，初発から再発までの期間もより短いことが多いです。

症例 1-①　小陰唇外側の病変

30 歳代。右小陰唇の外側に浅い潰瘍が単発で再発（図）。

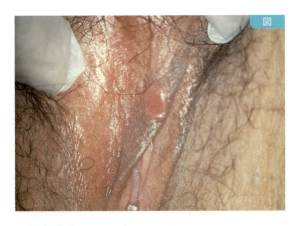

症例 1-②　小陰唇外側の病変

60 歳代。右小陰唇の外側に水疱が単発で再発（図）。

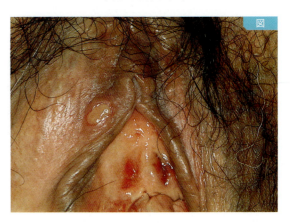

症例 1-③　小陰唇外側の病変

右小陰唇の先端に小さい潰瘍が単発で再発（図）。

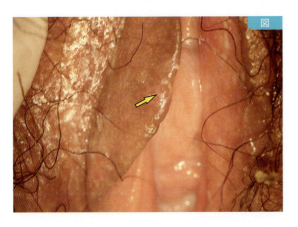

症例 1-④ 小陰唇外側の病変

60歳代。子宮頸癌術後より性器ヘルペスが頻発。術後6カ月目の再発時の所見（図a）。左右の小陰唇の外側に水疱が数個出現。さらに2カ月後，左小陰唇の先端に浅い潰瘍が出現した（図b）。

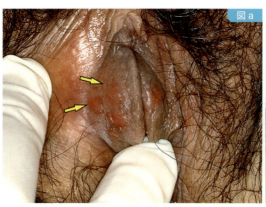
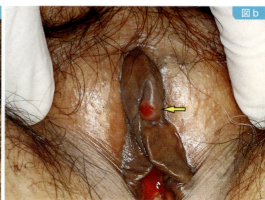

症例 2-① 小陰唇の内側の病変

20歳代。初発後6カ月目に再発した。7カ月目の再発時に当科受診。3日前より不快感あり受診。右小陰唇の内側から後交連にかけて小さい浅い潰瘍が5個ある（図）。ここからHSV-2を分離したが子宮頸管からは分離陰性。鼠径リンパ節の腫脹はない。ゾビラックス経口1g分5，4日目に治癒した。

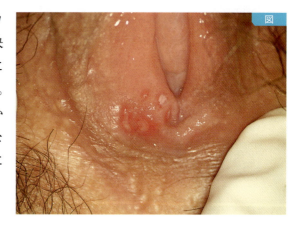

症例 2-② 小陰唇の内側の病変

50歳代。1年半前に初発性器ヘルペスに罹患。10日前から外陰痛あり，当科を受診した。近医にてホルモン補充療法を行っている。左の小陰唇の内側に紅斑のある破れかかっている水疱がみられる（図）。この部位よりHSV-2を分離したが子宮頸管からは分離陰性。左の鼠径リンパ節が腫脹している。5%ゾビラックス軟膏で5日で治癒。（ゾビラックス経口錠発売前の症例）

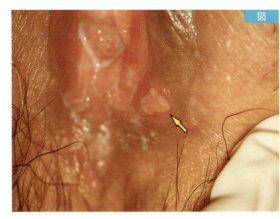

症例 2-③ 小陰唇の内側と大陰唇の病変

30歳代。1年3カ月前に初発性器ヘルペス。2カ月後より腟前庭の左側に慢性的外陰痛がある。3日前より再発，左の小陰唇の内側に2個の潰瘍（図a）と左大陰唇に水疱が2個みられる（図b）。

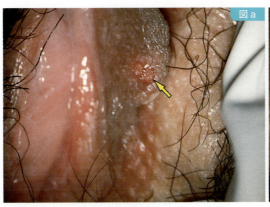
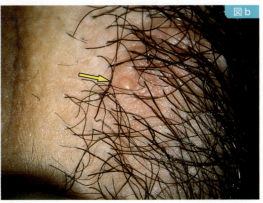

症例 3-① 大陰唇の病変

20歳代。5カ月前に初発性器ヘルペス。その後，1回再発。今回で2回目。

所見▶ 左側の大陰唇の内側に，やや深い潰瘍が単発している（図 a, b）。この部位より HSV-2 を分離した。左の鼠径リンパ節が腫脹し，圧痛もある。再発にしては，鼠径リンパ節がこれほど腫れることは珍しい。アラセナ軟膏で7日目には外陰病変は治癒した（図 c）。リンパ節腫脹はあまり変わらない。

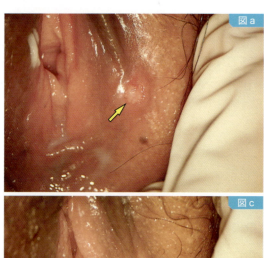
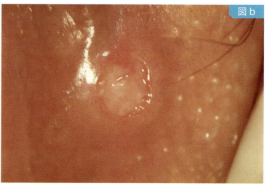
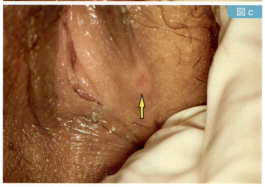

症例 3-② 大陰唇の病変

20歳代。再発をくり返している例。左側大陰唇の内側にやや深い潰瘍がみられる（図）。ゾビラックス経口1g分5/日にて治療3日目にはかなりよくなった。

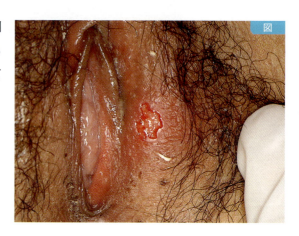

| 症例 3-③ | 大陰唇の病変 |

20歳代。4年前に初発性器ヘルペス。今回妊娠したが，妊娠3カ月に再発，妊娠4カ月に再発したところで当科受診。3日前より外陰痛があった。

所見▶ 左大陰唇に2個のやや深い潰瘍がみられる（図）。この部位よりHSV-2を分離したが子宮頸管からは分離陰性。左の鼠径リンパ節に圧痛がみられた。

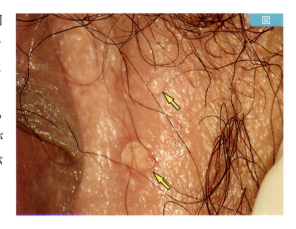

| 症例 3-④ | 大陰唇の病変 |

30歳代。3カ月前に初発性器ヘルペス。3日前から外陰痛と排尿痛あり当科受診。

所見▶ 右の大陰唇に直径1.5 cmの浅い潰瘍がみられる（図）。この病変からHSV-2を分離。右の鼠径リンパ節に腫脹・圧痛が軽度ある。アラセナ軟膏5日目でかなり軽快した。（ゾビラックス経口錠発売前の症例）

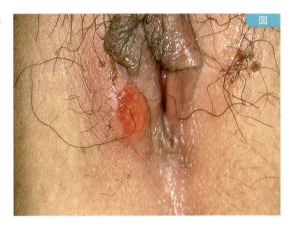

| 症例 3-⑤ | 大陰唇の病変 |

50歳代。以前から再発ヘルペスがある。

所見▶ 左大陰唇に3〜4個の小さい水疱と潰瘍がみられる（図）。ここからHSV-2を分離した。

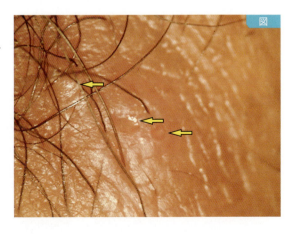

症例 3-⑥ 大陰唇の病変

20歳代。初発性器ヘルペス後5カ月目に再発。

所見▶ 左大陰唇に紅斑を伴った小水疱が4〜5個みられる（図）。ここからHSV-2を分離した。

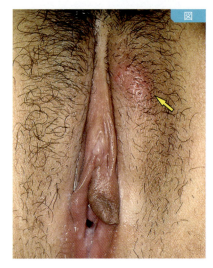

症例 3-⑦ 大陰唇の病変

20歳代。6年前に初発性器ヘルペス，その後再発をくり返している。外陰の異和感のため当科を受診。

所見▶ 左大陰唇の外側に7個の小さい水疱がみられる（図）。この病変よりHSV-2を分離した。

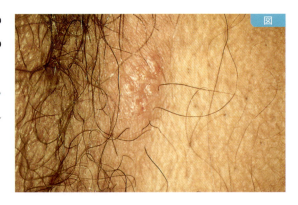

症例 3-⑧ 大陰唇の病変

50歳代。15年前から性器ヘルペスの再発に悩んでいる。近医でゾビラックス錠にて治療している。難治性のため当科受診。

所見▶ 右大陰唇の外側に水疱が5〜6個みられる（図a）。ここからHSV-2を分離した。ゾビラックス経口1g分5/日にて4日目痂皮化してきている（図b, c）。

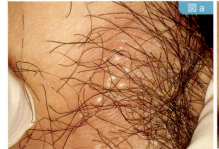 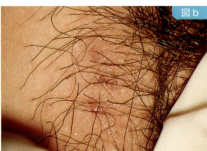 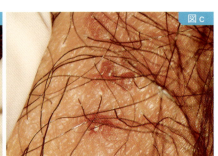

症例 4-① 恥丘の病変

50歳代。7年前に初発性器ヘルペス。その後，再発をくり返すとともに外陰に走るような痛みが時々ある。1週間前より外陰の掻痒感と走るような痛みのため来院。

所見 ▶ 恥丘のやや左寄りの陰毛の中にやや深い潰瘍が1個みられる（図a, b）。この部位よりHSV-2を分離した。ゾビラックス軟膏にて治療，3日目でほぼ治癒。（ゾビラックス経口錠発売前の症例）

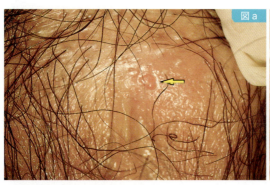
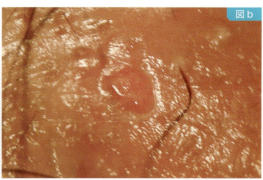

症例 4-② 恥丘の病変

30歳代。半年前に初発性器ヘルペス。その後2カ月に1回再発する。今回3日前に再発。

所見 ▶ 左の大陰唇の外側に小さい水疱が単発する（図），この部よりHSV-2を分離した。鼠径リンパ節の腫脹はない。

コメント ▶ 陰毛の中に小さい病変が形成されると発見しにくく見逃がすことがあるので，患者に異和感のある場所を聞いて詳細に観察する必要がある。

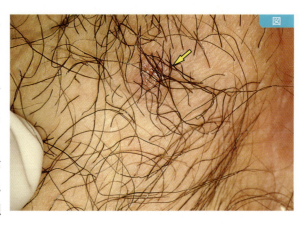

症例 5-① 会陰から肛門にかけての病変

20歳代。11カ月前に初発性器ヘルペス。その後3回再発。約1年後の4回目の再発時当科受診。2日前より肛門痛がある。

所見▶ 会陰から肛門にかけて破れた水疱が2個みられる（図）。この部よりHSV-2を分離。

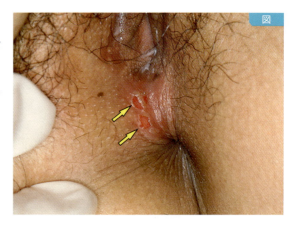

症例 5-② 肛門の病変

60歳代。以前より会陰に時々ヒリヒリ感あり。老人性萎縮性外陰炎とのことでエストリールを投与されている。外陰と肛門のヒリヒリ感で来院。

所見▶ 肛門に浅い潰瘍がみられる（図）。ここからHSV-2を分離したためゾビラックス軟膏を使用したら軽快した。

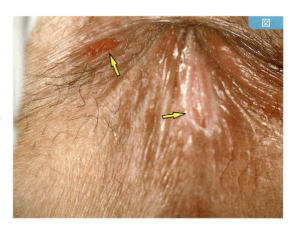

症例 5-③ 肛門の病変

30歳代。6年前に初発性器ヘルペス。その後，時々再発する。肛門痛と性交痛にて来院。他院にて痔といわれた。

所見▶ 肛門の右側に水疱が2個あり（図），ここからHSV-2を分離した。右の鼠径リンパ節に腫脹がみられた。ゾビラックス経口1g分5/日，5日間投与で治癒した。

コメント▶ 肛門の潰瘍はしばしば痔と誤診されているので，性器ヘルペスを疑わせる既往歴に注意すると共に病原診断を行う。

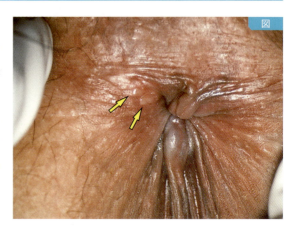

> **症例 6-①** 肛門より少し離れた所の病変

30歳代。以前に性器ヘルペスといわれた。4日前に水疱が肛門の左側に出現した。

所見 ▶ 肛門の左側に4個の破れかけの潰瘍がある（図）。ここからHSV-2を分離したが，子宮頸管は分離陰性。ゾビラックス経口1g分5/日で治療，4日目でほぼ治癒。

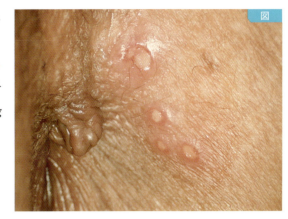

> **症例 6-②** 肛門より少し離れた所の病変

30歳代。4年前に初発性器ヘルペス。産褥4カ月目に肛門痛あり来院。

所見 ▶ 肛門の右側に潰瘍がある（図）。ここからHSV-2を分離したが子宮頸管は分離陰性。抗生物質軟膏で治療。（抗HSV軟膏市販以前の症例）

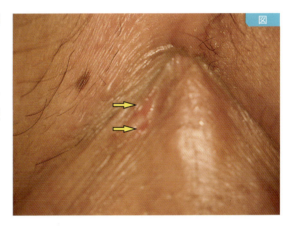

> **症例 6-③**

肛門より少し離れた所の病変

20歳代。初発性器ヘルペス後，約20日で再発。昨日より軽い掻痒感がある。

所見 ▶ 肛門より少しはなれた右側の臀部に水疱がみられる（図）。自覚症状はほとんどない。ここからHSV-2を分離したが，子宮頸管は分離陰性。アラセナ軟膏で治癒。（ゾビラックス発売以前の症例）

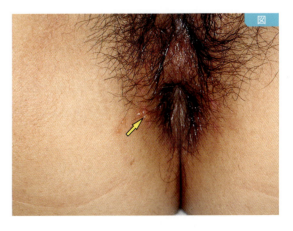

第1章 性器ヘルペス

症例 7-① 臀部の病変

20歳代。1年前，初発性器ヘルペス。数日前より臀部に異和感。

所見 ▶ 右の臀部に数個の水疱あり，一部痂皮化している（図）。この部位よりHSV-2を分離。

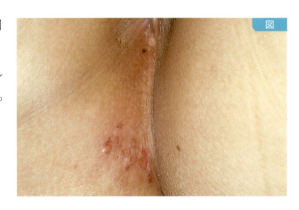

症例 7-② 臀部の病変

20歳代。約1年前にHSV-2による初発性器ヘルペスに罹患。数日前から臀部に異和感あり，当科受診。

所見 ▶ 臀裂の左側に紅斑を伴った小水疱が10数個みられる（図）。ここからHSV-2を分離。

コメント ▶ 再発が臀部に出現することがしばしばみられる。
「臀部ヘルペス」という呼び名もある。

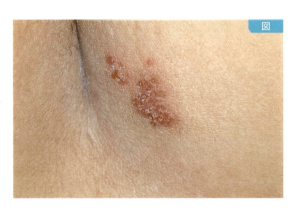

Point 17　再発部位の分布について

　HSV-2の場合，外陰のどの部位に再発するのが多いのかを研究した報告があります。この研究では外陰を表のように6部位に分類し，これに子宮頸管を加えた7部位について，4名の再発性器ヘルペスを有する女性について30日間，毎日，各場所から擦過検体を採取し，PCRを用いてHSV-2の検出を行い，同時に再発部位を検討しています。データは4名の合計です。HSV-DNA陽性部位と病変出現日数についてみると陰唇が最も多く，肛門周囲がそれに続いています。今回呈示した例は陰唇が最も多く，次いで肛門付近，恥丘，臀部がそれに続いているのもこの研究結果とよく一致しています。なお，この研究では子宮頸管から検出されていませんが，再発例において子宮頸管からのHSV検出の頻度は外陰に比べてかなり低いようです。

表 外陰および子宮頸部における HSV-2 再発の頻度と部位の分布（120 日）

部位	HSV-DNA 陽性日数（%）	病変のある日数（%）
陰唇	27（23%）	32（27%）
子宮頸部	17（14%）	0（0%）
肛門周囲	25（21%）	7（6%）
尿道周囲	15（12%）	0（0%）
全部位	44（37%）	35（29%）

(Tata S et al：Overlapping Reactivations of Herpes Siomplex Virus Type 2 in the Genital and Perianal Mucosa. J Infect Dis 201：499-504, 2010)

症例 8　再発部位が全身に拡がる重症例（写真は次頁）

40 歳代。本例は性器ヘルペスに罹患後，2 年目に左の薬指に水疱が出現し HSV-2 を分離した（図 a），バルトレックス経口 1 g 分 2/日，5 日間で痂皮化し（図 b），3 週間後に治癒した（図 c）。4 カ月後には右の側腹部に紅斑を伴った水疱が出現し（図 d），ここから HSV-2 を分離した。8 カ月後に右の背中に水疱が出現した（図 e）。1 年後に左の臀部に水疱が出現した（図 f）。2 年後に左の臀部に水疱が再発した（図 g）。その 5 カ月後に左の指に水疱が出現した（図 h）。いずれの水疱からも HSV-2 を分離し，バルトレックス 1 g 分 2/5 日間で治療した。初発より 7 年後に右大腿に再発した。興味深いことに水疱が出現する前に常に神経痛があることでこの限りでは帯状疱疹を思わせるが，分離したウイルスはすべて HSV-2 である。バルトレックスにより病変の治癒とともに神経痛も軽快している。

コメント▶ 性器に感染した HSV-2 が胸，腰，仙骨部の知覚神経節に拡がり再活性化したものと思われる。Obara Y らは，HSV-1 も HSV-2 も広い範囲の脊髄知覚神経節に潜伏感染していると発表しているしているが，臨床的にこのことを証明できた貴重な症例と思われる（Obara Y et al：Distribution of Herpes simplex Virus Types 1 and 2 Genomes in Human Spinal Ganglia studied by PCR and In Situ Hybridization. J Med Virol 52：136-142, 1997）。

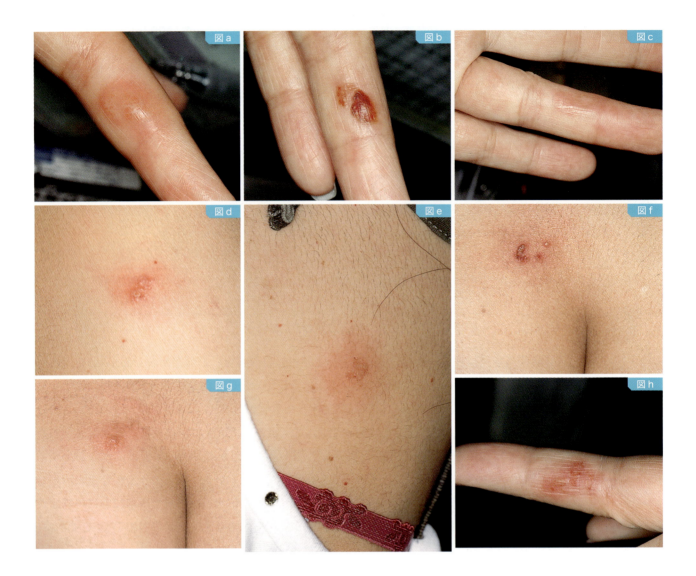

多彩な再発病変

症例1-① 粘膜面の水疱
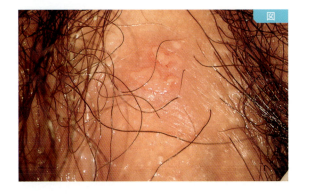

症例1-② 粘膜面の水疱
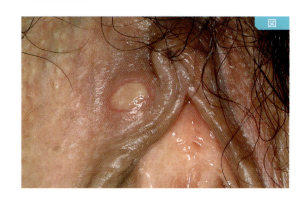

症例2-① 浅い潰瘍
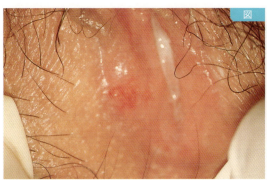
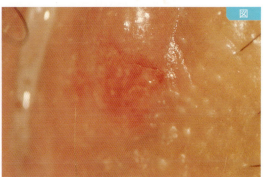

症例2-② 浅い潰瘍
左右の小陰唇の潰瘍がみられる（図a, b）。最初左にあり次いで右に出現。左から右に感染？

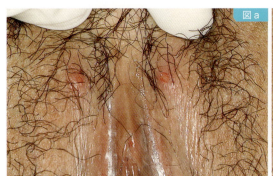
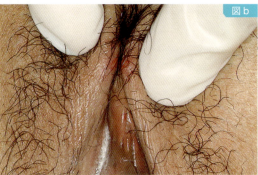

症例 3-① 深い潰瘍

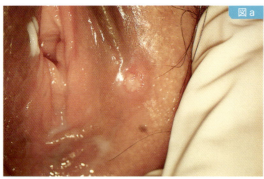
図a

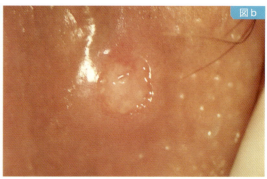
図b

症例 3-② 深い潰瘍

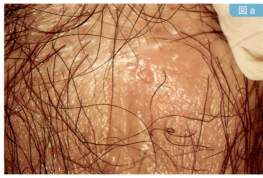
図a

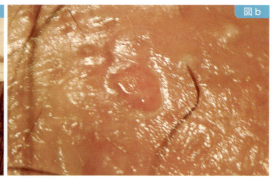
図b

症例 3-③ 深い潰瘍

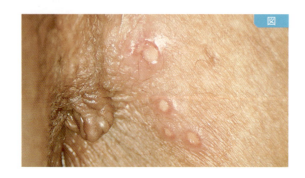
図

症例 3-④ 深い潰瘍

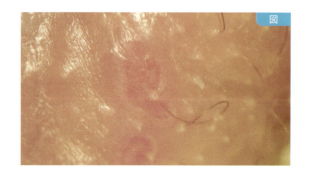
図

Point 18　やや深い潰瘍もある

　性器ヘルペスの潰瘍は浅く，時にびらん状を呈するのが特徴とされていますが，時にやや深く，急性外陰潰瘍様にみえることがあります．いずれにせよ外陰の潰瘍性病変をみたらHSVの病原診断による確定診断が必要です．

症例 4-① 皮膚面の水疱

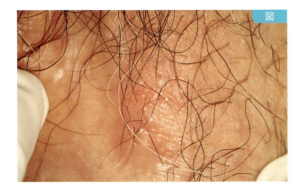

症例 4-② 皮膚面の水疱

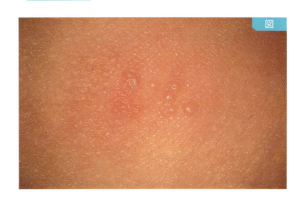

症例 4-③ 皮膚面の水疱

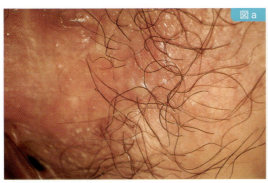

図a

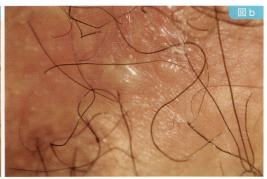

図b

症例 5-① 紅斑を伴った皮膚面の水疱

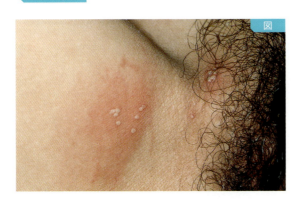

症例 5-② 紅斑を伴った皮膚面の水疱

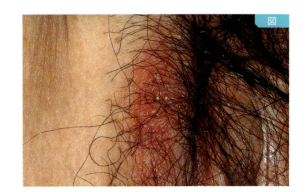

第1章　性器ヘルペス

Point 19　皮膚面は水疱を形成しやすい

粘膜面の水疱はすぐに破れて潰瘍を形成しますが，角化層の厚い皮膚面では水疱のままの症状が持続しやすいようです。この際紅斑を伴うことが多いようです。

症例 6-①　微小病変

右小陰唇の外側に直径 1〜2mm の小さい潰瘍があり，ここから HSV-2 を分離した（図）。

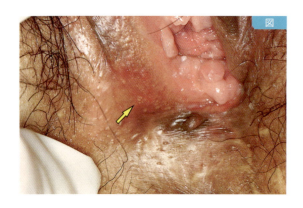

症例 6-②　微小病変

ヘルペス性病変が出はじめるところ。ここから HSV-2 を分離した（図）。

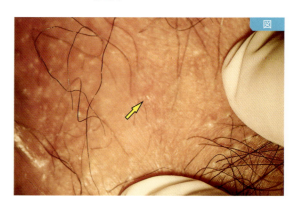

症例 6-③　微小病変

性器ヘルペス合併の妊婦で会陰の左側に直径 3〜4mm の水疱がある（図a）。水疱の蓋を除き（図b），ここから HSV-2 を分離した。

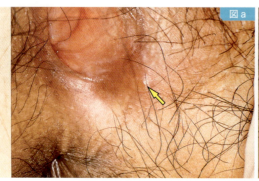
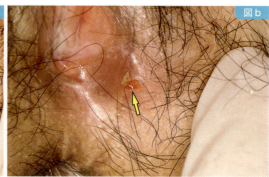

Point 20 微小病変に注意

　ピンホール程度の微小病変を見逃すことがあるので注意が必要です。見逃さないためには，患者に異和感を感じるところを指してもらい，詳細に拡大鏡で観察するようにします。妊婦では特に注意が必要です。感染源と考えられるパートナーの70％は無症候といわれています。この程度の微小病変は患者も医師も見逃すこともあるようです。

治療経過

　ゾビラックス軟膏の局所投与やゾビラックス経口錠による治療の経過を示します。

症例7-① ゾビラックス軟膏による局所治療

　再発性器ヘルペスにゾビラックス軟膏1日5回塗布で治療した経過を示す。治療前（図a, b），第2病日びらん面が少しずつ修復されている（図c），第14病日ほぼ治癒した（図d）。

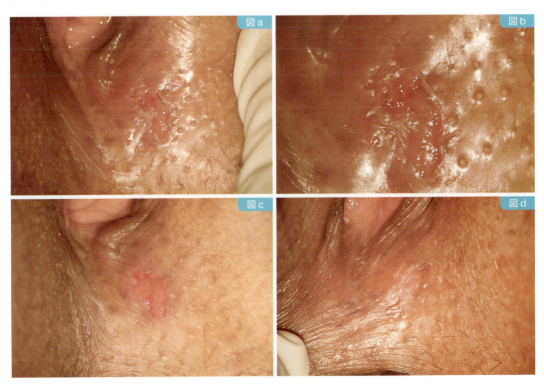

症例7-② ゾビラックス軟膏による局所治療

再発性器ヘルペスにゾビラックス軟膏1日5回塗布で治療した。治療前（図a），第2病日（図b），第4病日，まだ治癒とはいえない（図c）治癒までに1週間を要した。

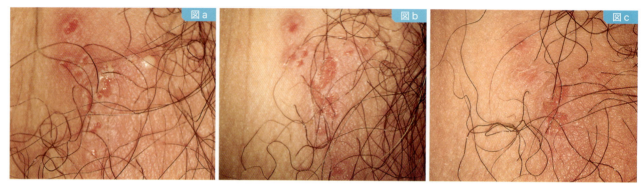

〈註〉症例7-a，7-b はゾビラックス経口剤発売前の症例である。

症例8 ゾビラックス経口錠

再発性器ヘルペス，ゾビラックス経口1g分5/日にて治療開始。第2病日にはびらん面の治癒傾向がみられ（図a），ウイルス分離は早くも陰性化した。第5病日（図b）治癒。ゾビラックス（経口錠）の効果は著明であった。

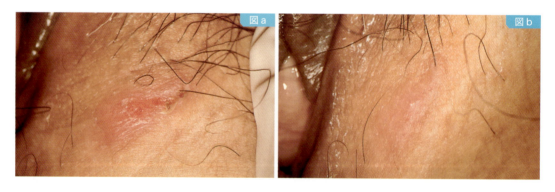

Point 21　再発性器ヘルペスの治療

　軽症の再発性器ヘルペスにはゾビラックス軟膏1日5回塗布は有効ですが，経口ゾビラックス1g分5/日の方がより効果があります。

　性器ヘルペスの再発は知覚神経節からの再活性化によるものであり，外陰だけでなく子宮頸管などにも HSV が排泄されている可能性があるので，軟膏による局所治療よりも経口剤による全身投与の方が推奨されます。

第1章 性器ヘルペス

臨床所見 子宮腟部・腟病変

性器ヘルペスは外陰だけでなく子宮腟部や腟にも病変を形成します。

症例1-① HSV-1による初感染例

前唇に黄色壊死性変化があり，多量の漿液性の分泌物がみられる（図）。

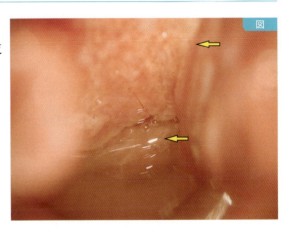

症例1-② HSV-1による初感染例

腟部全体に発赤がみられる（図a）。治癒した時の写真で発赤が消えている（図b）。

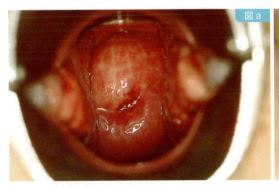 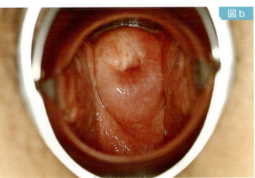

症例 1-③ HSV-1 による初感染例

発赤と前唇の一部に小さい潰瘍性病変がみられる（図）。

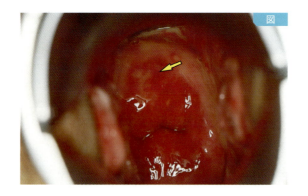

症例 1-④ HSV-1 による初感染例

前唇に黄色の壊死性病変がみられる（図）。

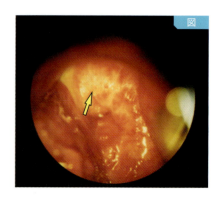

症例 1-⑤ HSV-1 による初感染例

前唇に数カ所壊死性病変がみられる（図）。

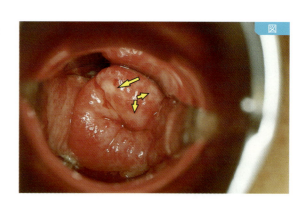

症例 1-⑥ HSV-1 による初感染例

子宮口の一部に黄色い壊死性病変がある（図）。腟壁の白色付着物（矢印）には真菌が多量に増殖していた。真菌症は性器ヘルペスにしばしば合併する。

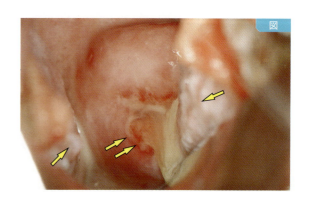

症例 1-⑦ HSV-1 による初感染例

腟部に発赤がみられる（図）。

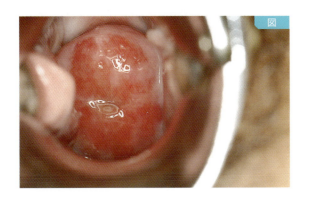

症例 1-⑧ HSV-1 による初感染例

外子宮口付近に病変はみられないが，HSV-1 が分離されている（図）。

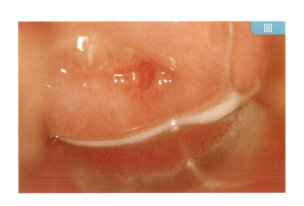

症例 2-① HSV-2 による初感染例

前唇の一部にやや広い黄色い壊死性変化がみられる（図）。

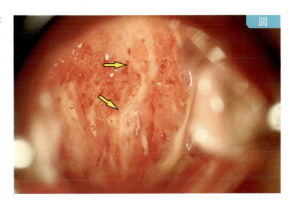

症例 2-② HSV-2 による初感染例

前唇と後唇に広い壊死性病変がみられ，腟壁にも潰瘍性病変がみられる（図 a, b）。

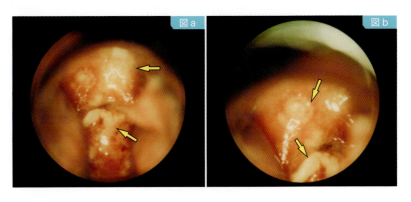

症例 2-③ HSV-2 による初感染例

後唇に広範囲に壊死性病変がみられる（図）。

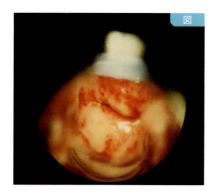

症例 2-④ HSV-2 による初感染例

腟部全体が発赤し，小さい潰瘍がみられる（図）。

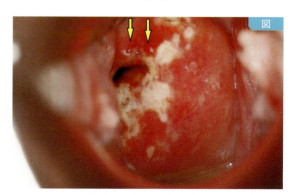

症例 2-⑤ HSV-2 による初感染例

前唇と後唇に広範囲に壊死性病変がみられる（図）。

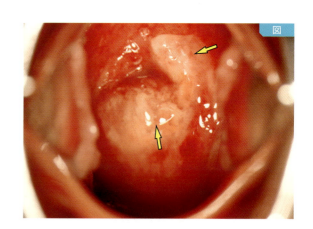

症例 2-⑥ HSV-2 による初感染例

前唇・後唇ともに壊死性変化がみられる（図）。

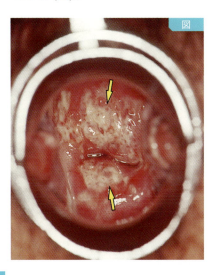

症例 2-⑦ HSV-2 による初感染例

前唇に壊死性病変がある（図）。

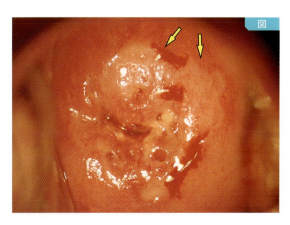

症例 2-⑧ HSV-2 による初感染例

後唇を中心に壊死性変化がある（図a）。その拡大写真（図b）。ほぼ治癒した所（c）。

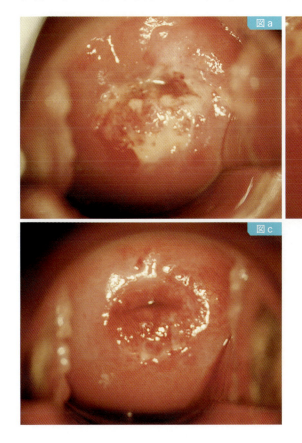

症例 2-⑨ HSV-2 による初感染例

前唇と後唇に発赤に混じって壊死性病変がみられる（図）。

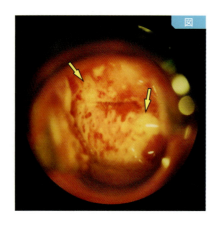

症例 2-⑩ HSV-2 による初感染例

軽い発赤と小さい壊死性病変がみられる（図）。

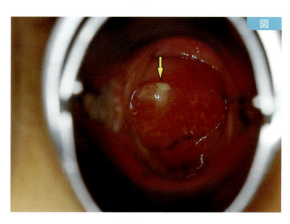

症例 2-⑪ HSV-2 による非初感染例

本例は HSV-2 による非初感染初発例であるが，前唇・後唇に強い壊死性変化がみられる（図 a〜b）。外性器には腟前庭に小さい潰瘍がみられたのみであった（図 c）。

コメント▶ 外陰病変は軽度であるが子宮腟部に広範な病変がみられることがある。このような場合は子宮頸癌との鑑別が重要であり，病原診断が決め手となる。

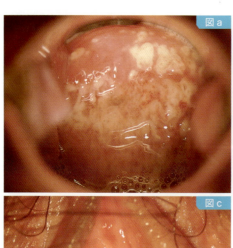
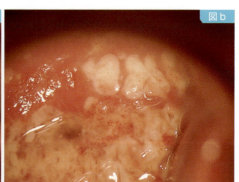
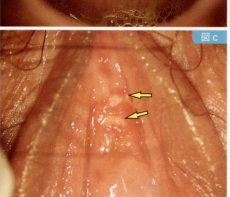

症例 2-⑫ HSV-2 による初感染例

一見正常にみえるが，この頸管より HSV-2 を分離した（図）。

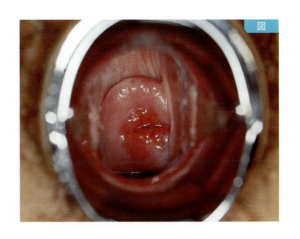

図

Point 22　単純ヘルペスウイルスによる子宮頸管炎

　性器ヘルペスにおいて HSV は外陰だけでなく子宮腟部や腟にも感染し，一部は病変を形成しますので見逃さないようにしましょう。初発例では 60〜70％も子宮頸管に感染していますが，そのうちの他覚的所見を呈するものは一部です。子宮頸管炎の原因としては淋菌，クラミジア・トラコマチスが有名ですが，第 3 の原因としての単純ヘルペスウイルスも忘れてはなりません。

　自覚症状は帯下増量ですが，私の経験では，淋菌やクラミジアと違って漿液性のことが多いようです。他覚的所見としては，子宮腟部の発赤，易出血性，潰瘍性病変，黄褐色の壊死性病変などの子宮腟部病変です。潰瘍性病変や壊死性病変は性器ヘルペスに特徴的であり，淋菌やクラミジア・トラコマチスによる子宮頸管炎との鑑別に有用であるとされています。病変の広さも腟部全体を被っているものから小さい病変まであります。このように病変が肉眼的にみられるのは，初感染の例が大部分です。HSV は分離されても何の他覚的所見のない場合も多いので，他覚的所見がないからといって感染していないと判断してはなりません。子宮頸管の HSV 感染は母子感染のハイリスク因子であり，時に子宮頸癌との鑑別が必要になります。診断は HSV の分離が gold standard です。擦過細胞を用いた蛍光抗体法による抗原検出は非特異反応がみられるので用いないようにします。抗原検出法や核酸増幅法については十分検討がなされていません。「第 5 章　腟と子宮頸管のウイルス感染」の「各論 1. ヘルペスウイルス科」を参照してください。

症例 3-① 腟壁病変

HSV-1 初感染例で腟壁に病変が多くみられる（図）。潰瘍を形成する前の段階かもしれない。

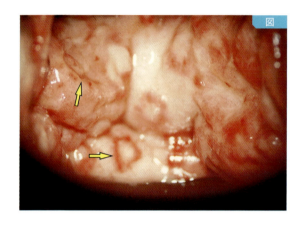

症例 3-② 腟壁病変

HSV-1 初感染例で腟壁に潰瘍がみられる（図）。

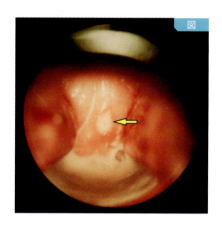

症例 3-③ 腟壁病変

後唇から後腟円蓋に移行するところに潰瘍性病変がみられる（図）。

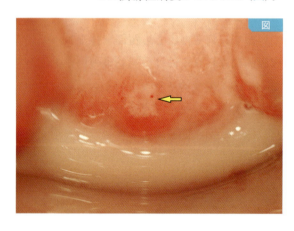

症例 3-④ HSV-2 による尿道炎

排尿痛で受診した患者で外陰・尿道口には著変ないが、尿道・膀胱から HSV-2 を分離した（図）。

コメント▶ 非細菌性尿道炎の原因として HSV も考慮に入れる必要がある。

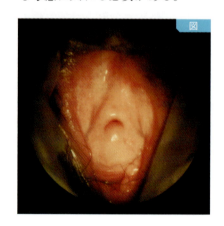

第1章 性器ヘルペス

臨床所見 妊娠中の性器ヘルペス

妊娠中，特に分娩周辺期に性器ヘルペスが発症すると分娩時の産道感染によりしばしば新生児ヘルペスを発症します。新生児ヘルペスの全身型は予後が悪いので注意が必要です。

症例1-① HSV-1による初感染初発例

20歳代，0G0P。妊娠16週の初発例で大小陰唇が強度の浮腫を呈し，両側の大小陰唇から会陰にかけて多数の潰瘍がみられる（図a～d）。外陰からHSV-1を分離。子宮頸管の検査はしていない。両側の鼠径リンパ節に腫脹・圧痛がある。HSV-1抗体（－），HSV-2抗体（－）なので初感染初発例である。切迫早産徴候があり，入院しリトドリン点滴にて軽快。ゾビラックスの市販前の症例で，アクリノール光線療法を行い，約10日間で治癒した（図e, f）。

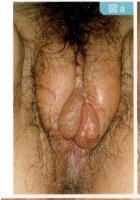
図a

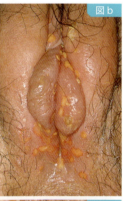
図b

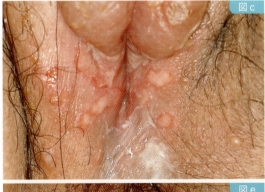
図c

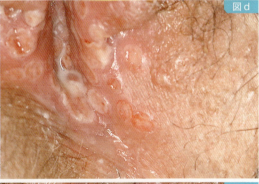
図d

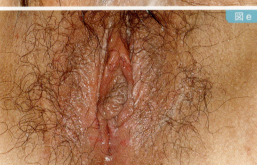
図e

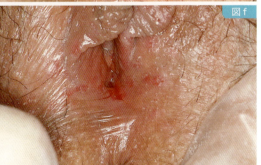
図f

妊娠39週6日外陰病変はないので経腟分娩を行った3,550gの男児を出産。新生児ヘルペスの発症はなかった。

症例1-② HSV-1による初感染初発例

20歳代，1G1P。妊娠27週，強い外陰痛と排尿痛が出現し，当科受診した。

所見▶ 大陰唇・小陰唇に多数の潰瘍があり，両側の鼠径リンパ節の腫脹・圧痛がある（図a, b）。外陰と子宮頸管よりHSV-1を分離。初感染初発例である。留置カテーテルにより持続導尿を行い，ゾビラックス経口1g分5/日間で第10病日には治癒した。

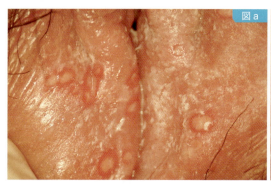
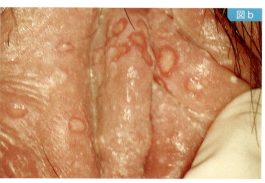

症例1-③ HSV-1による初感染初発例

20歳代，0G0P。妊娠18週，2日前より外陰の掻痒感，その後外陰痛が強くなった。

所見▶ 左右大陰唇の後半に8〜10個の水疱がみられる（図）。右の鼠径リンパ節に腫脹・圧痛あり。外陰と子宮頸管からHSV-1を分離。HSV抗体は陰性で初感染初発例。ゾビラックス経口1g分5/日。5日間投与し，第9病日にはほぼ治癒した。

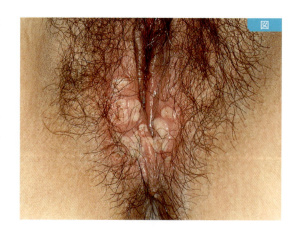

症例1-④ HSV-1による初感染初発例

20歳代，1G1P。妊娠18週。5日前より外陰痛，排尿痛が出現した。発熱はなかった。初めての経験。

所見▶ 両側大陰唇，小陰唇から会陰にかけて多数の潰瘍性病変がみられる（図a）。腟部に壊死性病変がみられる（図b）。

右の鼠径リンパ節が腫脹・圧痛あり，外陰と子宮頸管よりHSV-1を分離。HSV抗体は陰性であり，初感染初発と診断。ゾビラックス経口1g分5/日で治療開始。第3病日に至り一部に痂皮がみられ治癒傾向がみられる〔外陰（図c）と子宮頸管（図d）〕。

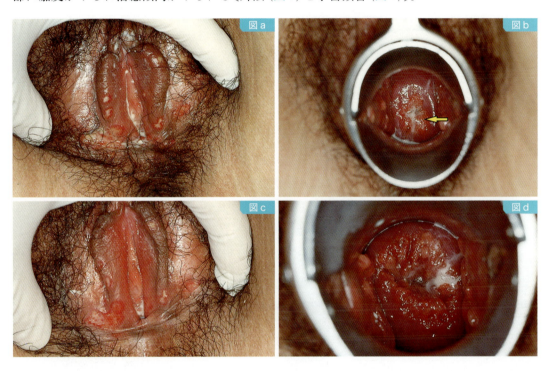

症例1-⑤ HSV-1による非初感染初発例

20歳代，1G1P。妊娠11週に発熱し，頸と口唇に水疱が出現し，次いで肛門部に疼痛があり来院。

所見▶ 来院時妊娠12週，小陰唇はやや浮腫状を呈している。肛門部に数個，大陰唇に2個の潰瘍がある（図a）。ここからHSV-1を分離したが，子宮頸管（図b）からは陰性であった。口唇（図c）と頸部（図d）に痂皮化した病変がみられる。初診時HSV-1抗体陽性，HSV-2抗体陰性で非初感染初発例である。各病変には抗生物質軟膏を使用し，第10病日には治癒した（ゾビラックス市販前の症例）。

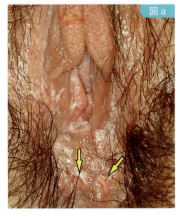

コメント▶ 発症時にHSV-1抗体を有していたことから非初感染初発と判断した。潰瘍の数は初感染に比べると少なく、子宮頸管のHSV分離も陰性であり、初感染に比べると症状はやや軽い。性器病変は口唇や頰からの自家接種によるものであろう。

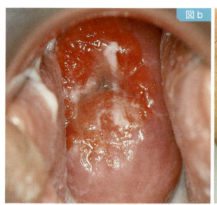
図b

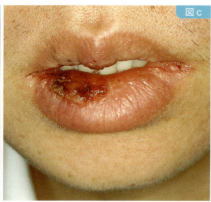
図c

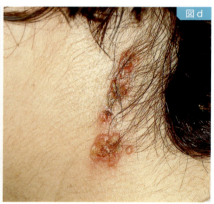
図d

症例2-① HSV-2による非初感染初発例

40歳代、0G0P。妊娠29週。2週間前から尿がしみる。発熱はない。今回が初めての経験。

所見▶ 左大陰唇に2個びらん状の潰瘍がある（図a）。左の鼠径リンパ節の腫脹・圧痛がある。子宮腟部は著変なし（図b）。外陰からはHSV-2が分離されたが、子宮頸管は陰性。ゾビラックス経口1g分5/日で治療。第3病日にはかなり軽快し、HSV分離陰性（図c）。第10病日治癒。初診時、高いHSV-2抗体を有しており、非初感染初発と診断。速やかに治癒した。経腟分娩で正常な児を出産し新生児の経過は順調であった。

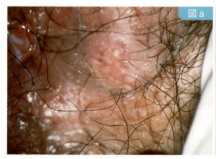
図a

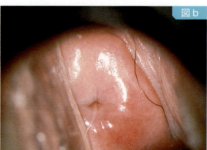
図b

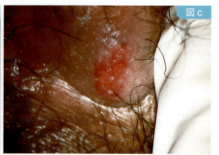
図c

症例2-② HSV-2による非初感染初発例（写真は次頁）

20歳代、0G0P。妊娠37週。3日前より外陰痛あり。初めてのこと。

所見▶ 会陰に潰瘍が7～8個ありHSV-2を分離（図a）。トリコモナス腟炎合併のため多量の黄色帯下がみられたが（図b）、頸管のHSV分離は陰性。鼠径リンパ節の腫脹はない。38週に再発したが39週1日陣発時、外陰と子宮頸管からのHSV分離は陰性なので経腟分娩。3,645g男児を出生した。新生児経過正常。初発ではあるが、HSV-1抗体、HSV-2抗体は高値であ

り，非初発感染初発である。

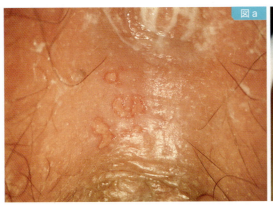
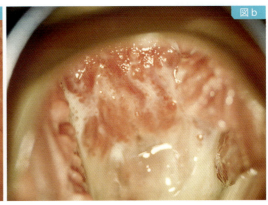

図a　図b

症例2-③　HSV-2による非初感染初発例

10歳代後半，0G0P。妊娠37週に外陰に潰瘍出現し，当科紹介。初めての経験。

所見▶ 左大陰唇に3～4個の潰瘍がある（図）。外陰と子宮頸管からHSV-2を分離。ゾビラックス経口1g分5/日，5日間。初診時に高いHSV-2抗体を有しており，非初感染初発と診断。他医にて帝王切開分娩。

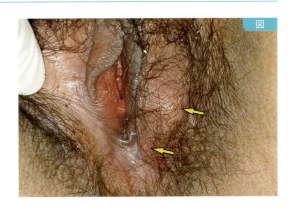

図

Point 23　初感染初発と非初感染初発の差異

　初めて発症した場合を「初発」と言っていますが，初発にはHSVに感染して3～10日後に発症する場合と，既にかなり前に感染し潜伏していたHSVが再活性化して発症する場合とがあり，前者を「初感染初発」，後者を「非初感染初発」と呼んでいます。後者は，発症時に分離されたHSVの型と同型の抗体を有していますので前者と区別できます。後者は，すでに感染していたものが再活性化された場合なので，感染病理学的には再発と同じであり外国では初発と言わず再発と呼んでいます。

　ただ，わが国では，臨床的にまず初発と再発に分類することにしていますので，この臨床的な意味での再発と混同されやすいので非初感染初発としています。

　非初感染初発は，同じ初発であっても症状はやや軽い場合が多く治療に対する反応もよりよく，治癒までの期間も短いことが多いです。しかも高いIgG抗体を有しているので，これが胎児に移行し受動免疫を賦与することになり新生児ヘルペス発症のリスクは低くなります。

　初感染初発と非初感染初発は，単に潜伏期間の長さの差にすぎないともいえそうです。

症例 3　HSV-1 による再発例

20 歳代, 0G0P。妊娠 11 週, 5 日前より外陰に異和感が出現した。性器ヘルペスの既往がある。

所見▶ 肛門の右外側に 2 個水疱がみられる（図）。ここより HSV-1 を分離したが, 子宮頸管は分離陰性。抗生物質軟膏で治療。39 週 6 日, 経腟分娩で 3,134 g 女児を出産した。新生児に異常はなかった。

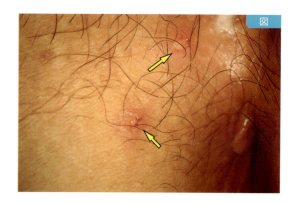

症例 4-①　HSV-2 による再発例

20 歳代, 0G0P。4 年前に性器ヘルペス。再発はほぼ月に 1 回と頻繁。

所見▶ 今回妊娠 12 週に再発。陰核の前方に小水疱が 4〜5 個みられる（図 a, b）。水疱より HSV-2 を分離したが, 子宮頸管からは分離陰性。胎児の成長は正常。ゾビラックス軟膏 1 日 5 回塗布にて治療。第 2 病日（図 c）びらん状になり, 第 5 病日（図 d）でほぼ治癒。分娩は 38 週 4 日, 経腟分娩（2,760 g, 男児）, 新生児に異常はなかった。産褥 4 カ月目に肛門近くに再発した（図 e, f）。

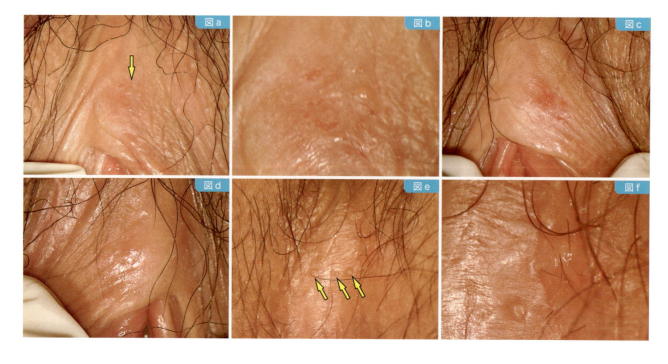

症例 4-② HSV-2 による再発例

20歳代，1G0P。2年前に性器ヘルペス（HSV-2）に罹患し，10カ月前に再発した。今回妊娠17週に左大陰唇と右小陰唇に再発（図a, b）。妊娠30週，左大陰唇に水疱再発（図c）。妊娠31週に再発。左小陰唇の外側に小さい水疱がある（図d, e）。外陰病変からHSV-2を分離。子宮頸管は陰性。39週3日，2,916 g 女児を経腟分娩した。新生児経過に異常なかった。

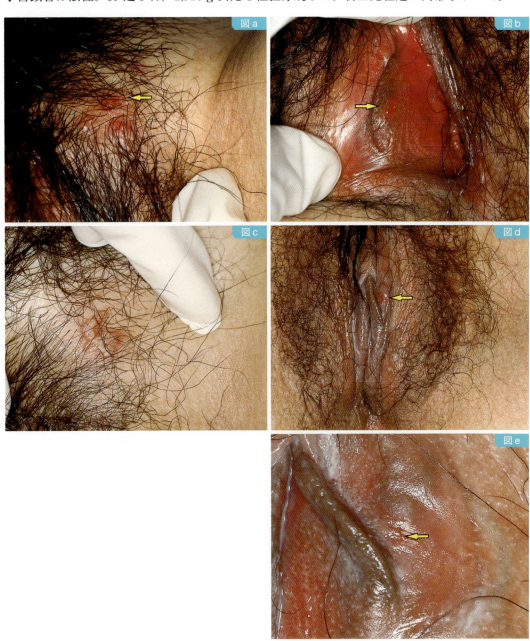

症例 4-③ HSV-2 による再発例

20 歳代，0G0P。1 年前に初発性器ヘルペスに罹患。今回妊娠 5 カ月に再発。

所見▶ 右の会陰部に潰瘍がみられた（図）。ここから HSV-2 を分離した。右の鼠径リンパ節に腫脹・圧痛がみられた。

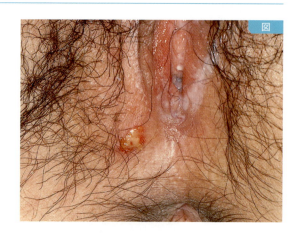

症例 4-④ HSV-2 による再発例

20 歳代，3G0P。妊娠 26 週，発熱と排尿痛あり，当科受診。外陰に水疱が多発していたが，鼠径リンパ節の腫脹はなかった。29 週に再発。39 週 1 日に再発。右大陰唇に 3 個水疱と潰瘍がある（図 a, b）。外陰から HSV-2 を分離したが，子宮頸管は分離陰性であった。ゾビラックス経口 1g 分 5／日にて治療開始。39 週 4 日にはかなりよくなり，外陰・子宮頸管の HSV は陰性となったので 40 週 2 日に経腟分娩で 2,844 g の女児を分娩した。新生児の経過は良好。産褥 12 日陰核の右に再発（図 c）。

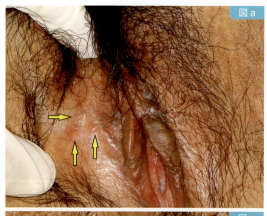
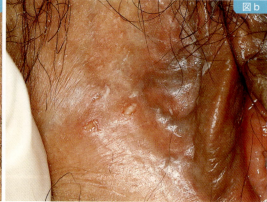
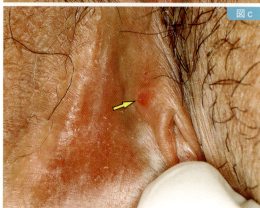

症例 4-⑤ HSV-2 による再発例

20 歳代，1G1P。10 カ月前に性器ヘルペスといわれた。その後月に一度再発をくり返していた。今回妊娠 9 週で左大陰唇に水疱 4 個出現（図 a）。ここから HSV-2 を分離。抗生物質軟膏で 1 週間で治癒。妊娠 37 週 1 日に右大陰唇（図 b）と肛門（図 c）に再発。ここから HSV-2 を分離したが子宮頸管は分離陰性。ゾビラックス経口 1g 分 5／日 6 日間で 39 週 1 日には治癒した。妊娠 39 週 6 日に 3,860 gr の男児を経腟分娩。新生児の経過に異常はなかった。

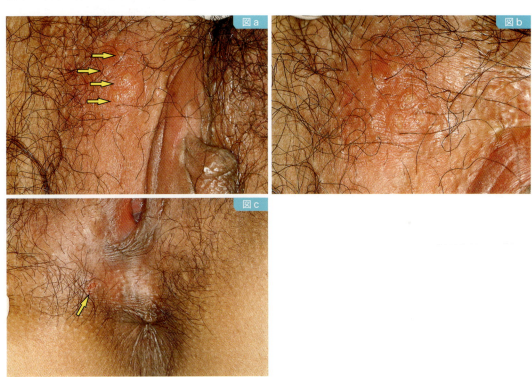

症例 4-⑥ HSV-2 による再発例

30 歳代，0G0P。性器ヘルペスの既往がある。妊娠 7 週，肛門の左外側に再発（図 a）。妊娠中期にも肛門の左に再発した（図 b）。

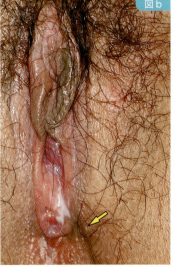
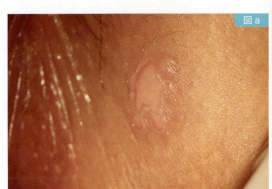

症例 4-⑦　HSV-2 による再発例

30 歳代，0G0P。妊娠 36 週に陰核の腹方の恥丘に水疱が再発（図）。ここから HSV-2 を分離した。バラマイシン軟膏にて 2 週間で治癒。妊娠 42 週に産科的適応で帝王切開分娩。新生児は異常なかった。

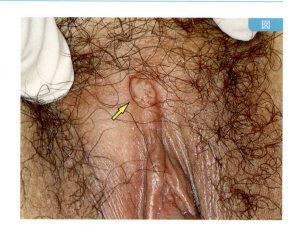

症例 4-⑧　HSV-2 による再発例

20 歳代，1G0P。妊娠 12 週に臀部に再発した（図）。

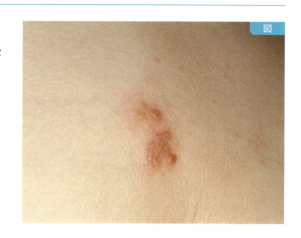

症例 4-⑨　HSV-2 による再発例

30 歳代，2G1P。4 年前に性器ヘルペス。妊娠 31 週にて右大陰唇に 3 個水疱が出現した（図 a, b）。39 週 4 日に外陰・子宮頸管共に HSV 分離陰性。40 週 0 日にて 3,846 g の女児を経腟分娩，新生児経過に異常はなかった。

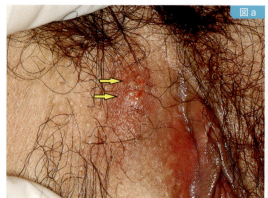
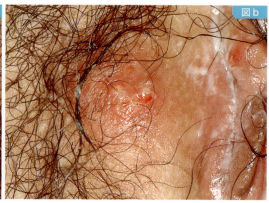

症例 4-⑩ HSV-2 による再発例

30歳代，1G1P。4年前性器ヘルペスに罹患。妊娠12週に再発した。右大陰唇に水疱がある（図）。HSV-2を分離。

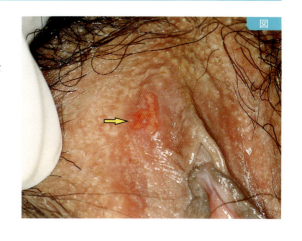

症例 4-⑪ HSV-2 による再発例

20歳代，0G0P。妊娠17週に初発性器ヘルペス。妊娠32週に再発。今回妊娠36週に右大陰唇に潰瘍と水疱がある。HSV-2を分離した（図）。

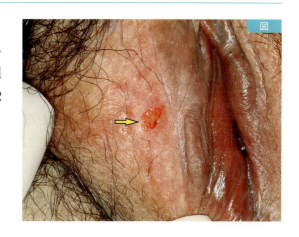

Point 24　性器ヘルペス合併妊娠例の分娩様式について

　新生児ヘルペスは，予後の悪いことが知られ，その感染経路が産道感染が大部分であることがわかっていることから，性器ヘルペス合併妊娠では，経腟分娩を避け帝王切開が選択されることが広く行われてきました。しかし本章で呈示した妊娠中の性器ヘルペス合併例はほとんど経腟分娩を行っても新生児ヘルペスは発症していません。筆者はこれらの経験をもとに基礎編 p.161 に示したような管理方針を行ってきています。

　性器ヘルペス合併妊娠における新生児ヘルペス発症のリスクは，性器ヘルペスの感染病理と関連しています。分娩様式の選択にはこのような感染病理学的な背景を考慮して決めるのがよいと思っています。

> **症例 5**　産褥 2 日目に初発性器ヘルペスを発症した母体から生まれた児が新生児ヘルペスを発症

31 歳，2G2P，妊娠経過は順調であった。妊娠 40 週 3 日で経腟分娩し，2298g の女児を出産した。妊娠中に性器ヘルペスを疑うような症状は全くなかった。産褥 1 日目より外陰痛があり，水疱が出現した。産褥 2 日目に，左右の小陰唇にそれぞれ 2 個ずつのびらん状の病変が出現した（図 a）。真菌症を疑ったが念のため HSV の分離を外陰病変と子宮頸管から行ったところ，両部位から 2 日目に早くも細胞変性効果（CPE）が出現し同定と型の決定を行ったところ HSV-2 であった。母体にはゾビラックス 1,000mg/ 日分 5 を 5 日間投与した。同時にアラセナ軟膏も局所投与した。生後 3 日目に女児の眼，口腔，鼻腔，耳，外陰，腟の HSV 分離を行った所 HSV-2 が鼻腔より分離され新生児ヘルペスの表在型と診断した。生後 5 日目に小水疱が新生児の大腿に出現した。小児科に転科してゾビラックス 30mg/kg/ 日を 14 日間点滴静注し退院した。生後 87 日に発熱とけいれんが出現して入院した。生後 93 日 CT を撮ったところ図 b のように脳炎を疑わせる所見が得られた。髄液の検査では，HSV-2 の分離はできなかったが PCR 法にて HSV-2DNA が検出され，HSV-2 脳炎が確定し抗ウイルス療法が開始された。

　本例の感染病理学的な機序は不明であるが，HSV-2 感染後発症するまでの潜伏期に分娩となったのではないかと思われる。妊娠未明の血清を調べた所 HSV-1 抗体が陽性であり，HSV-2 による性器ヘルペスを発症したことから nonprimary first episode と考えられる。鼠径リンパ節の腫脹や圧痛はなかった。本例は通常の妊婦管理では母子感染の予防は不可能であり，今後の大きな課題である。

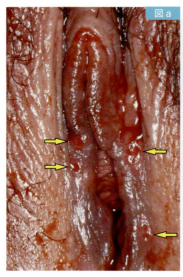
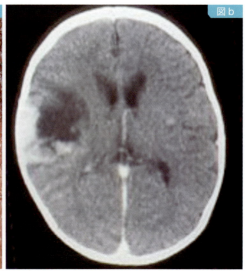

Point 25　新生児ヘルペスの感染経路について

　新生児ヘルペス出生の母の70%は妊娠中性器ヘルペスの症状はないといわれています。このことは，予後の悪い新生児ヘルペスの70%がその感染源と感染経路がわからないということで，本症を予防する上で重大な問題を提起しています。とりあえず考えられることとしては①母体に無症候のHSV感染があった，②実は母体に性器ヘルペスがあったが医師が診断できなかったか見逃した，③症例5のように感染したが潜伏期間中に分娩が発来してしまった，④母体以外の家族や医療従事者から感染した，などがあります。いずれにせよ，新生児ヘルペスの児を出産した母体やその周囲の状況を精査して原因を追求することが重要です。

症例6-①　産褥5日目のHSV-1による再発例

　30歳代，2G1P。10年前性器ヘルペス，その後再発していない。妊娠39週5日で経腟分娩にて3,582g女児を出産。新生児高ビリルビン血症のため光線療法を行ったが，新生児ヘルペスの発症はなかった。抗体価は母体血 HSV IgG 15.6 EIA，臍帯血 HSV IgG 24.2 EIA。産褥5日目に左の大陰唇に水疱5個出現（図a）。ここからHSV-1を分離したが，子宮頸管からは陰性（図b）。ゾビラックス点滴静注5日間にて軽快した。

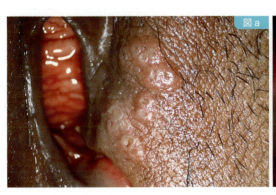
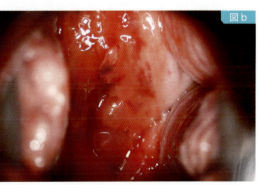

症例6-② 産褥5日目のHSV-2による再発例

20歳代，0G0P。1年前に性器ヘルペス。妊娠33週に右大陰唇に水疱が出現した（図a）。ゾビラックス軟膏1日5回塗布で治療。第4病日にはほぼ治癒。産褥5日に右大陰唇に潰瘍2個再発した（図b）。

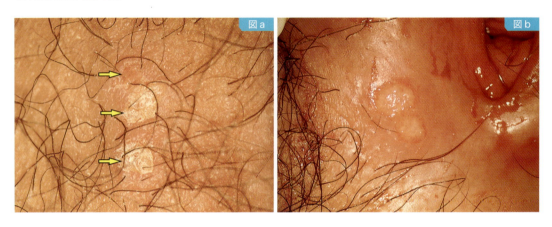

Point 26 産褥性器ヘルペスに注意!!

　分娩後に性器ヘルペスを発症することがあります。
　分娩は肉体的，精神的に大きなストレスになりますので，免疫能が低下し，発症しやすいと思われます。この場合は次のような点で要注意です。
①出生した新生児に移してしまう感染源となる
②他人の新生児に移してしまう院内感染の感染源となる
③分娩直前に性器ヘルペスに初感染し，ちょうど分娩時が潜伏期に相当し，分娩後に発症した場合は，新生児ヘルペスを発症するリスクが最も高くなります（症例5，p.102）
　次のような対策が考えられます。
①まず当該病変について病原診断を行って診断を確定します
②母体のHSV抗体を調べ，初感染か再発かを調べます
③褥婦や医療従事者が外陰に触れたらただちに消毒用アルコールで消毒し，単純ヘルペスウイルスを不活化します
④新生児を厳重監視し，新生児ヘルペスの発症を予防します。リスクのある場合は予防的にゾビラックスの点滴静注も考慮します

第 1 章　性器ヘルペス

臨床所見 誤診例

　性器ヘルペスは，多彩な症状を呈します。しばしば他の疾患でもこれらの症状に酷似した外見を呈することがあり，肉眼所見ではしばしば誤診してしまいます。どのような疾患が混同されやすいかはp.149 の表にまとめてあります。性器ヘルペスの典型的な症状は従来より左右対称性の多発する浅い潰瘍や水疱といわれてきましたが，この症状は初発例のごく一部にすぎず，8 割以上は，このような症状を呈することはありません。性器ヘルペスの症状として基本的なのは，潰瘍性病変と水疱ですが，潰瘍といっても深いものからびらん状の浅いものまであります。例えば深い潰瘍は急性外陰潰瘍と酷似していますし，浅い潰瘍は真菌症や接触皮膚炎などとよく似ています。

　以下に性器ヘルペスの疑いと私が診断したり，また，他医より性器ヘルペスとしてご紹介いただいた症例で，実は単純ヘルペスウイルス（HSV）の分離が陰性で性器ヘルペスでないことがわかった症例を呈示します。逆に性器ヘルペスではないと診断したものの実は HSV が分離され性器ヘルペスであったという症例も呈示します。私は確定診断として，感度と特異度が最も良く，従来から gold standard とされている単純ヘルペスウイルスの分離を用いてきました。今回呈示する例は全て HSV の分離を行って判断したものです。

　最終的な臨床診断は，既往歴や現病歴，全身的な症状を考慮しますが，何といっても肉眼的な局所所見が診断の際の最も重要な最初の情報になりますので，これらの所見を病変の形ごとにまとめてみました。

　いずれにせよ，最終診断は，必ず病原診断により単純ヘルペスウイルスを検出して行ってください。性器ヘルペスには著効を示す抗ヘルペスウイルス薬がありますので正しい診断をつけることは殊に大切です。

1. 深い潰瘍性病変

性器ヘルペスの特徴は浅い潰瘍ですが，時に深いこともあり，潰瘍の深さだけでは判断が難しいことがあります。

a 性器ヘルペスを疑ったが HSV 分離が陰性であった症例

症例 1

左大陰唇の内側に単発のやや深い潰瘍がみられた（図）。

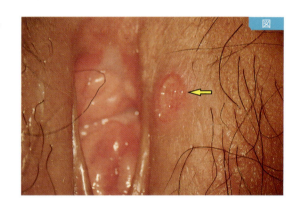

症例 2

左小陰唇の内側に潰瘍がみられる（図 a）。境界が明瞭で，底部に壊死性変化がみられる（図 b）。

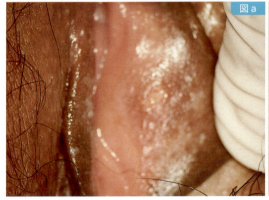
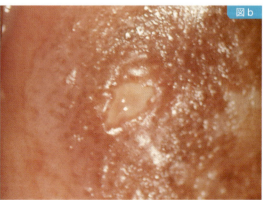

症例 3

左小陰唇の内側に 2 個の深い潰瘍がみられる（図 a）。他医にて性器ヘルペスとして治療されていた。図 b は治癒したところ。

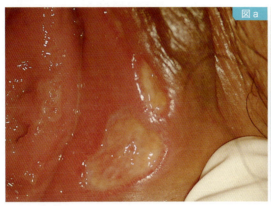
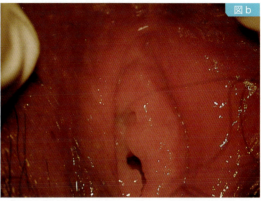

症例 4

両側の小陰唇の内側に対称性に壊死性変化を伴った深い潰瘍がみられる（図）。両側性で対称性であるので，性器ヘルペスを強く疑ったが HSV 分離は陰性であった。

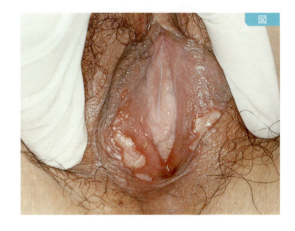

症例 5

右の小陰唇の内側から外尿道口方向にかけて壊死性変化を伴った潰瘍性病変がみられる（図）。

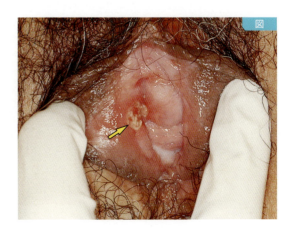

症例 6

両小陰唇の下端の内側に壊死性変化を伴った病変がみられる。左右の病変が対称的な位置にあり性器ヘルペスの特徴的所見といわれていた。kissing ulcer のようにもみえ性器ヘルペスと診断したくなる（図）。

コメント▶ 典型的な性器ヘルペスの潰瘍性病変は多発するとともに左右の大小陰唇に対称的にみられるのが特徴とされ，これを左右の大小陰唇が kiss して HSV が感染したようにみえることから「kissing ulcer」といわれていた。

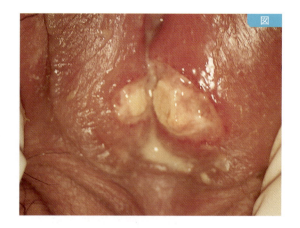
図

症例 7

後交連付近に一部に壊死性変化を伴ったやや深い潰瘍がみられる（図）。

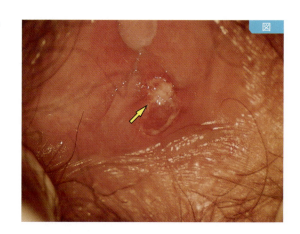
図

症例 8

右小陰唇の外側に壊死性病変がみられる（図 a）。その拡大写真（図 b）。ベーチェット病が疑われていた。

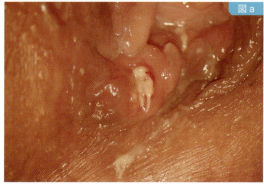
図 a

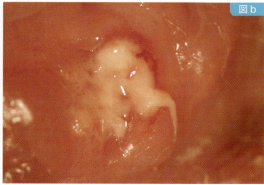
図 b

症例 9

両側小陰唇の内側に壊死性変化を伴った病変が6〜7個みられる（図 a）。その拡大写真（図 b）。多発性であり性器ヘルペスを疑ったが誤診であった。

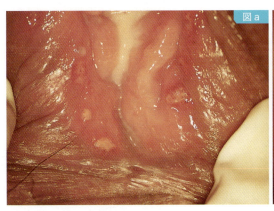
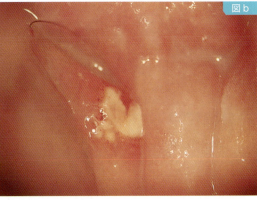

症例 10

両小陰唇の内側に4個の壊死性病変がみられる。他院にて性器ヘルペスとして治療されていた（図）。この病変からのHSVは分離されなかった。

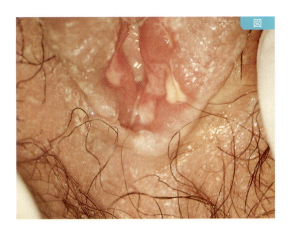

症例 11

右小陰唇の内側に小さい潰瘍が多発している（図 a, b）。性器ヘルペス様にみえる。子宮腟部にも同様の潰瘍が多発している（図 c）。

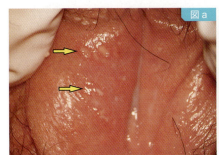
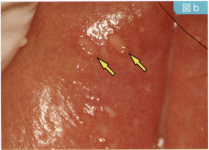
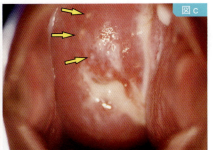

症例 12

子宮腟部にみられた壊死性変化を伴った病変（図）。

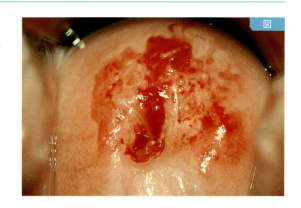

症例 13

子宮腟部に壊死性変化を伴った深い潰瘍がみられる（図）．子宮頸癌が疑われたが，細胞診は異常なく HSV の分離も陰性であり，子宮腟部の急性外陰潰瘍と考えた。

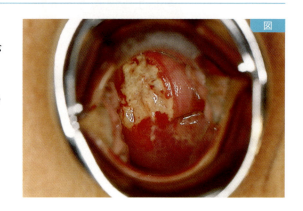

Point 27 　比較的深い潰瘍性病変

　潰瘍性病変がみられるため性器ヘルペスを疑ったものの，単純ヘルペスウイルスの分離が陰性であった症例を呈示しました。

　これらの誤診例の多くに共通している所見は，潰瘍が深いこと，黄色を呈する壊死性病変を伴うことです。

　これらの多くは，急性外陰潰瘍〔リップシュッツ（Lipschütz）潰瘍〕と考えられます。本疾患は初発性器ヘルペスと共通する症状，すなわち，突然発症する外陰痛，発熱，粘膜面の潰瘍を呈しますのでしばしば誤診されています。性器ヘルペスと異なる点は，本疾患では，潰瘍の辺縁が鋭く深いこと，その底部には壊死性変化を伴っていること，口腔内アフタがみられたり既往にあることが多い点です。性器ヘルペスでも時に深い潰瘍のことがありますので，HSV の病原診断によって性器ヘルペスか否かを決定する必要があります。

　潰瘍性病変を呈する疾患は表のように多くありますが，婦人科でみられるものの大部分は急性外陰潰瘍であると思います。子宮腟部や腟の潰瘍性病変には急性外陰潰瘍，子宮頸癌や腟癌などの悪性腫瘍，そして性器ヘルペスが鑑別診断として大切です。

表	潰瘍性病変を呈する疾患
1.	急性外陰潰瘍（Lipschütz 潰瘍）
2.	ベーチェット病
3.	梅毒
4.	軟性下疳
5.	性器ヘルペス
6.	Aphthosis major
7.	Sweet 病
8.	Crohn 病
9.	Lichen planus（扁平苔癬）
10.	内科疾患（骨髄性白血病など）

b 潰瘍がやや深いので急性外陰潰瘍を疑ったが，実は性器ヘルペスであった症例

症例 14

既に性器ヘルペスの既往のある患者さんで，肛門に近く深い潰瘍がみられた。潰瘍が深いので性器ヘルペスではないと判断したが，実は HSV-1 が分離された（図 a, b）。

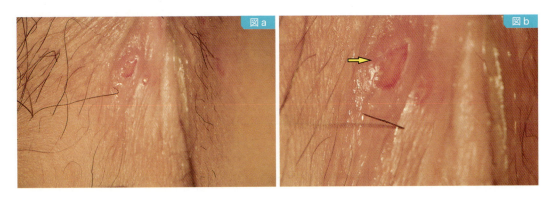

症例 15

粘膜面より膨隆し，一部びらん状の病変がみられた。診断に迷ったが，HSV-2 が分離されたので性器ヘルペスとわかった（図 a, b）。

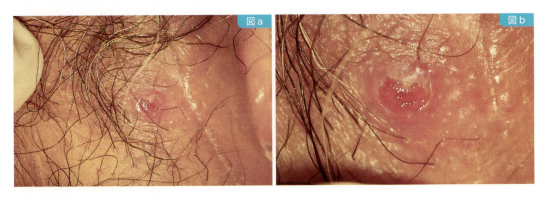

症例16

肛門の近くに潰瘍がみられるが，深いため性器ヘルペスを否定したが，実はHSV-2が分離され性器ヘルペスであった（図）。

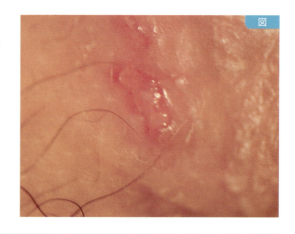

症例17

本例は会陰に壊死性病変を伴ったやや深い潰瘍がみられ（図a），しかも口唇にアフタがみられた（図b）ので急性外陰潰瘍と考えたが，実は潰瘍からHSV-1が分離され性器ヘルペスであることが判明した。

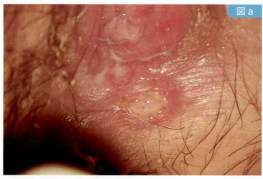
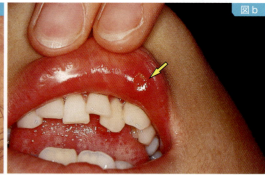

症例18

両側小陰唇から後交連にかけて小さいびらん状の病変が多発しているが，中には壊死性変化を伴っているものもあることから性器ヘルペスを否定したが，HSV-2が分離され，性器ヘルペスであった（図）。

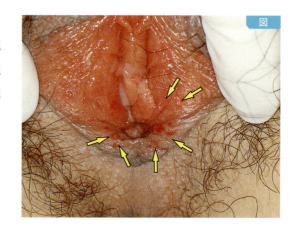

症例 19

会陰に多発する潰瘍（図a）がみられる。やや深いことと小さい水疱（図b）が毛囊炎様にもみられたことから性器ヘルペスではないかも知れないと思ったが，念のために施行した HSV 分離検査で HSV-1 が分離された。

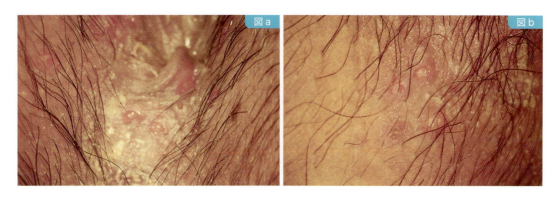

症例 20

会陰部に 4〜5 個の潰瘍（図a）と線状の深い潰瘍（図b）がみられ，急性外陰潰瘍を考えたが，HSV-1 が分離された。

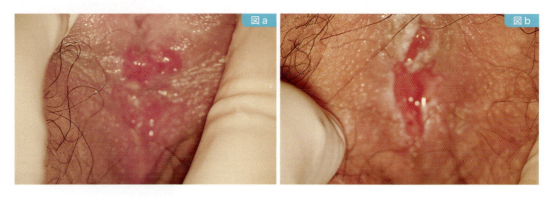

症例 21

初診時に図aのように壊死性病変が多発していることから，急性外陰潰瘍を疑ったが経過中に図bのようにびらん状になったので性器ヘルペスを疑うようになった．結局HSV-1が分離された．

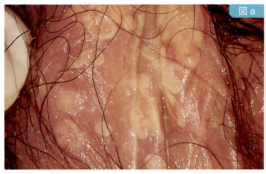
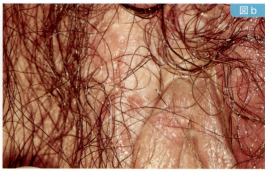

症例 22

左側小陰唇のみ深い潰瘍がみられ，急性外陰潰瘍を考えたが，実はHSV-2が分離され，性器ヘルペスであることがわかった（図）．

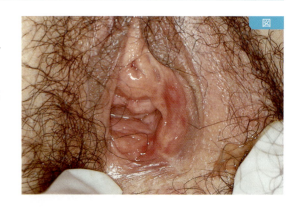

症例 23

子宮腟部に壊死性病変がみられたので急性外陰潰瘍を考えたが，実はHSV-2が分離され性器ヘルペスであることが判明した（図）．

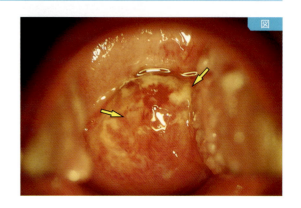

症例24

子宮腟部に壊死性病変を伴った病変がみられたため，急性外陰潰瘍を疑った（図a）。会陰に浅いびらん状の病変がみられていて性器ヘルペスも考えた（図b）。結果的にはHSV-2が分離されて性器ヘルペスであることがわかった。

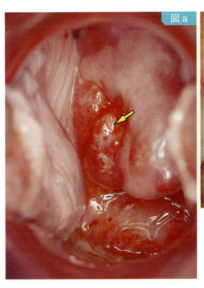
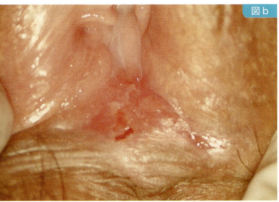

Point 28 性器ヘルペスの潰瘍も時に深いことがある

　これらの例のうち多くは潰瘍が深いため性器ヘルペスを疑わなかったのですが，HSVの分離を行ったところ，実は陽性で誤診であったことがわかりました。

　性器ヘルペスは浅い潰瘍が特徴とされていますが，時に比較的深い潰瘍のこともあります。子宮腟部に黄色い壊死性変化を伴う所見がある場合は，性器ヘルペスも鑑別診断の一つに入れておく必要があります。

2. 浅い潰瘍

a 比較的浅い潰瘍またはびらん状なので性器ヘルペスを疑ったが，HSV 分離が陰性であった症例

症例 25

両小陰唇が浮腫状で表面にびらんがみられ，ほぼ対称性であるため性器ヘルペスと考えた（図）。実は HSV の分離は陰性であり，原因不明の外陰炎であった。

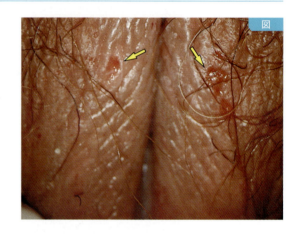

症例 26

左小陰唇の外側にやや膨隆した病変の先端がびらん状にみえるが（図），HSV の分離は陰性であった。

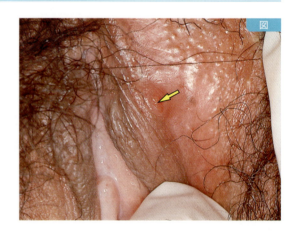

症例 27

左の大陰唇の粘膜上皮が剥がれ広い範囲がびらん状を呈している（図 a, b）。HSV 分離は陰性であった。恐らく皮膚科的な疾患であろう。

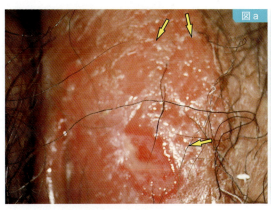
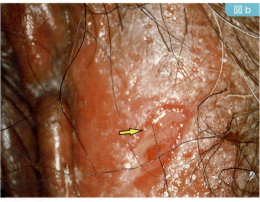

症例 28

両小陰唇の内側に浅い潰瘍性病変がみられる（図）。一見性器ヘルペスにみえるが，HSV 分離は陰性。50 歳代なので萎縮性外陰炎と考えた。

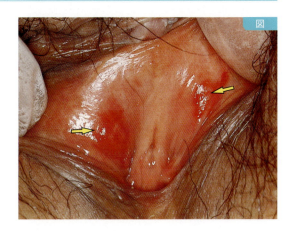

症例 29

左大陰唇に赤いびらん状の病変が 2 個みられ再発性器ヘルペスの治癒過程にあるものと考えたが，HSV 分離は陰性であった（図）。

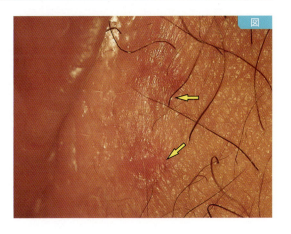

症例 30

妊娠 41 週の妊婦で右小陰唇の内側と尿道口に淡い黄色病変がみられるが，HSV の分離は陰性であった（図）。

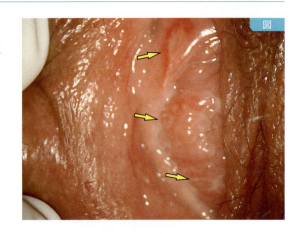

症例 31

妊娠 8 カ月の妊婦で会陰に 2 個の浅い潰瘍性病変があり，性器ヘルペスの再発に酷似しているが，HSV は分離陰性でカンジダが陽性であった（図）。

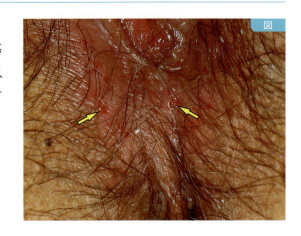

症例 32

産褥 7 日目に右の小陰唇から会陰にかけて多発性に浅い潰瘍がみられる（図）。性器ヘルペスに酷似しているが，HSV の分離は陰性であった。本例がもし性器ヘルペスであったとすると新生児ヘルペス発症のハイリスクなので新生児ヘルペス発症予防のための対策を至急とる必要がある。迅速に確定診断をつけるようにしたい。

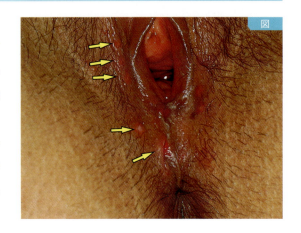

症例33

右の大陰唇に赤い病変が1個みられる（図）。HSV分離は陰性であった。患者は月経第3日目であり，月経の手当に起因した病変ではないかと考えている。

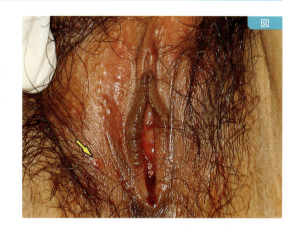

症例34

右の大陰唇に3個の浅い潰瘍性病変がみられた（図）。HSV分離は陰性であったがカンジダが陽性であった。

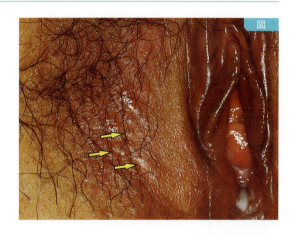

症例35

子宮頸癌のため放射線療法中に肛門から臀部にかけて浅い潰瘍が発生した。HSV分離は陰性でカンジダが陽性であった（図）。

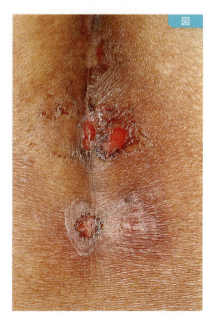

> 症例 36

尖圭コンジローマのためブレオマイシン軟膏をくり返し塗布しているうちに，小陰唇から後交連にかけて対称性のびらん状の病変が発生した。性器ヘルペスが疑われたがHSV 分離は陰性であり，ブレオマイシン軟膏による薬剤性のびらんであった(図)。

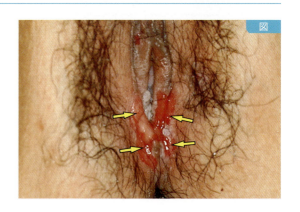

> 症例 37

左右小陰唇の内側にびらん状の病変がみられる。HSV の分離は陰性であった(図)。原因は不明である。

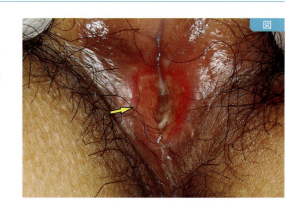

Point 29 浅い潰瘍性病変の原因は様々

性器ヘルペスの特徴は浅い潰瘍性病変ですが，ここに呈示したように浅い潰瘍性病変は，真菌症，接触皮膚炎，薬剤性，自己免疫疾患などでも発生しますので，病原診断を行って性器ヘルペスか否かを迅速に決定した上で対策を考えるようにします。

3. 性器ヘルペスの潰瘍は種々な形状がある

性器ヘルペスの病変は浅い潰瘍またはびらん状を特徴としますが，特徴的な症例は本書に既に数多く呈示してありますので参考にしてください。
ここでは，潰瘍性病変があるが典型的でなく性器ヘルペスか否か判断に悩みましたが，結果的にはHSV が分離され性器ヘルペスであった症例を呈示します。

症例 38

病変が左側のみであり（図），やや深い潰瘍もあり，急性外陰潰瘍かと思ったが HSV-1 が分離された。

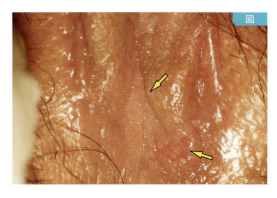

症例 39

やや深い潰瘍が尿道口付近にあり（図），急性外陰潰瘍を考えたが，HSV-2 が分離された。

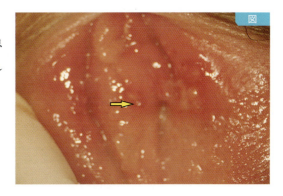

症例 40

小陰唇から会陰にかけて小さい赤い発疹が多発し，線状のやや深い潰瘍が左大陰唇にみられ（図a），陰核付近にも小さい赤い発疹がみられた（図b）。HSV-1 が分離された。

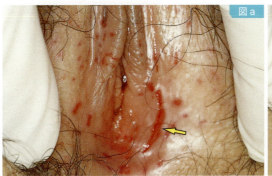
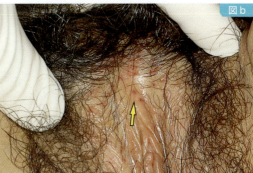

症例 41

右側のみに浅い潰瘍がみられ性器ヘルペスらしくないと思ったが，HSV-1 が分離された（図）。

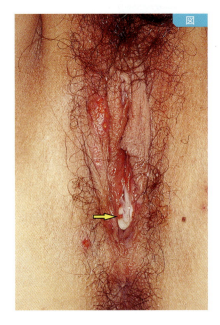

症例 42

急性外陰潰瘍を約半年前に発症していたので，左小陰唇内側の赤い病変はその再発と考えたが，実は HSV-1 が分離され性器ヘルペスとわかった（図）。

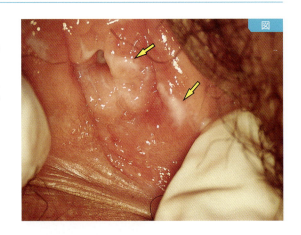

症例 43

右小陰唇の辺縁に小さい浅い潰瘍がみられるが他医は性器ヘルペスを考えていなかった。当科で HSV-2 が分離され性器ヘルペスであった（図）。

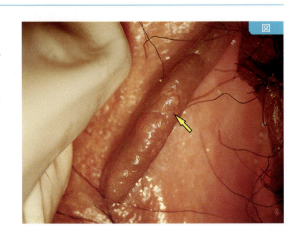

4. 赤い病変

性器ヘルペスの病変の特徴は浅い潰瘍ですが，底部は赤くみえますので多発性・片側性の赤い病変には性器ヘルペスの疑いがかけられます。しかし，赤い病変には多様な原因があります。この項では赤い病変，他医で性器ヘルペスが疑われ紹介された症例や私が性器ヘルペスを疑ったものの，HSVの分離は陰性で結果的に性器ヘルペスではなかった例を供覧します。

a HSV 分離が陰性であった症例

症例 44

赤い小さい病変が5〜6個，右の大陰唇から恥丘にかけてみられる（図）。原因は不明。HSVの分離は何回行っても陰性であった。

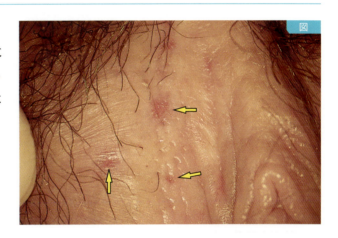

症例 45

性器ヘルペスに酷似した浅い潰瘍性病変が1個みられる（図）。HSV分離は陰性であり原因は不明。

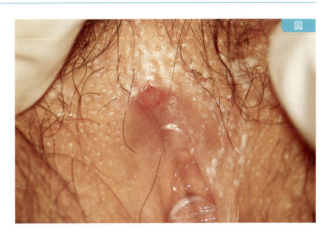

症例 46

左の大陰唇に浅い潰瘍性，線状の病変がみられるがHSVの分離は陰性であった（図）。原因は不明。

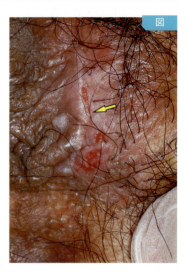

症例 47

左右の小陰唇の内側に赤い病変があり（図），性器ヘルペスと考えたが，HSVの分離は陰性でカンジダが陽性であった。

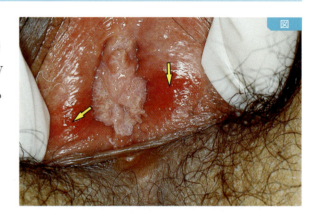

症例 48

小さい赤い病変が散在性にみられ一見性器ヘルペス様である。HSVの分離は陰性であったが，カンジダが陽性であった（図）。

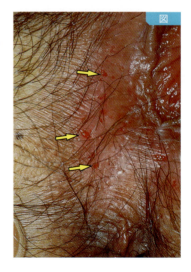

第 1 章 性器ヘルペス

症例 49

左右の小陰唇の内側に赤い病変がみられるが，HSV の分離は陰性でカンジダが検出された（図）。

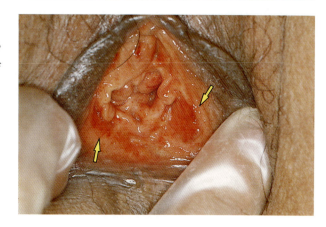

症例 50

両小陰唇の内側に広い範囲に浅い潰瘍がみられる。一見，初発性器ヘルペス様にみえるが，HSV の分離は陰性であった。本例は抗真菌薬であるピオクタニンの塗布が原因であった（図）。

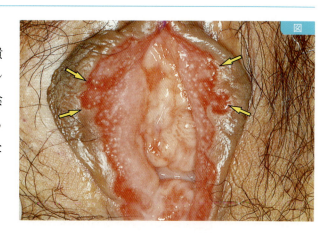

症例 51

両側大陰唇の下部に対称性の広く浅い赤色の病変がみられる（図）。HSV の分離は陰性で接触皮膚炎であった。

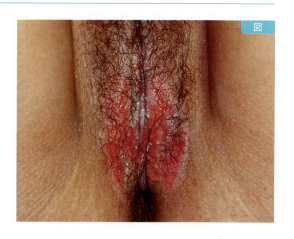

症例 52

両小陰唇に沿って赤色病変がみられる（図）。皮膚科にて性器ヘルペスとして治療されていた。HSV の分離は陰性で老人性の外陰炎でエストリールの内服で軽快した。

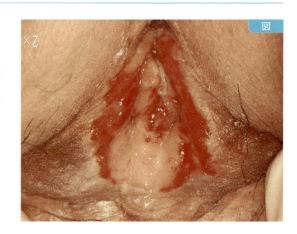

症例 53

外尿道口や腟前庭に赤い病変がみられ（図 a），他医にて性器ヘルペスとして治療されていたが，HSV の分離は陰性であり，エストリールの投与で治癒した（図 b）。老人性の外陰炎であった。

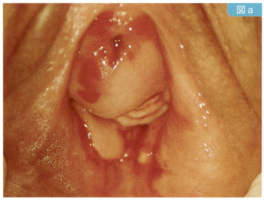
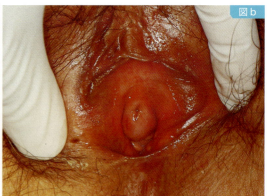

症例 54

前交連の両側に 1 個ずつ浅い潰瘍性病変がみられ，性器ヘルペスに酷似しているが，HSV の分離は陰性であった。原因は不明（図）。

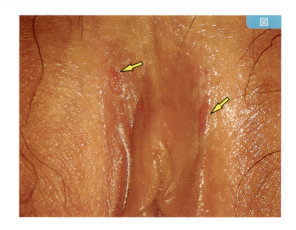

症例 55

右の大陰唇下端に赤い病変がみられていて性器ヘルペスが疑われて紹介されたが，HSVの分離は陰性であった。本疾患は経過と病理組織診の結果からPaget病であることが判明した（図）。

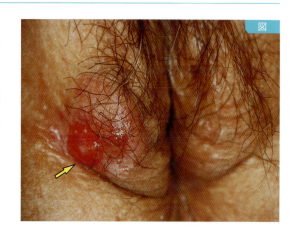

症例 56

右の臀部に赤色の病変が10個みられ，性器ヘルペスを疑ったが，HSVの分離は陰性であった（図）。帯状疱疹かもしれない。

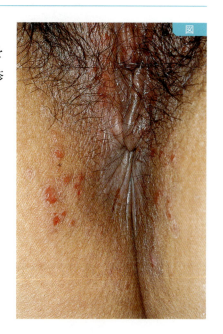

Point30　赤い病変の鑑別

　赤い病変のうち性器ヘルペスではない疾患としては真菌症，接触皮膚炎，老人性外陰炎，薬剤性外陰炎外傷，paget病などがあります。感度のよい病原診断を行って性器ヘルペスか否かを鑑別しましょう。

b HSVが分離されて性器ヘルペスであった症例

性器ヘルペスの典型的な症状とやや違うので性器ヘルペスでない可能性を考えていたが，実はHSVが分離されて性器ヘルペスであった症例を呈示します。

症例57

会陰に赤い病変が2個あるが潰瘍とはいえず（図a）。また，臀部の赤い病変（図b）も湿疹様にも見え，性器ヘルペスでないと思ったがHSV-1が分離された。性器ヘルペスの治療過程にある例である。

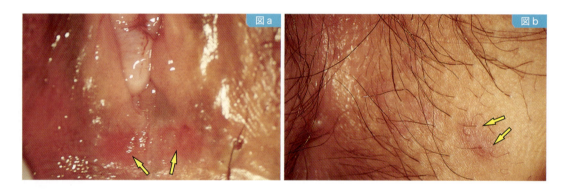

症例58

右の大陰唇にびらん状の発疹が一個あるが，形が不正であり，患者は掻破したことがあるというので外傷と判断したが，実はHSV-1が分離された（図a, b）。

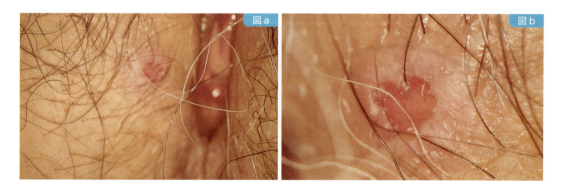

症例 59

赤い斑点状の病変が多数みられる（図）。患者は糖尿病があり糖尿病性の外陰炎と思ったが，実は HSV-1 が分離され性器ヘルペスであった。

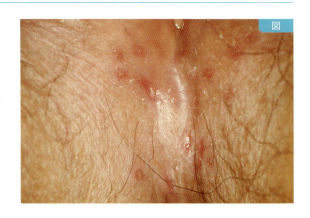

5. 線状病変

性器ヘルペスは，線状の潰瘍性病変を形成することがあります。線状の病変は他の原因でも形成されますので病原診断が必要です。

a 性器ヘルペスを疑ったが実はそうでなかった症例

症例 60

会陰から肛門にかけて線状の浅い潰瘍がみられる。性器ヘルペスを疑ったが，HSV 分離は陰性でカンジダが検出された（図）。

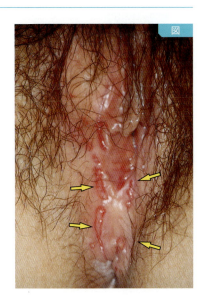

症例 61

右の小陰唇の外側に赤い線状の病変がみられる（図）。HSV の分離は陰性でカンジダが検出された。

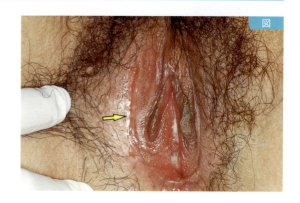

症例 62

右の小陰唇の外側に線状の浅い潰瘍がみられる。性器ヘルペスを疑ったが，HSV の分離は陰性であった（図）。

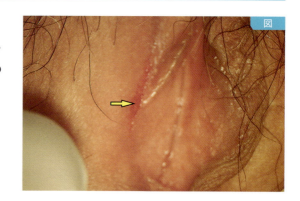

症例 63

肛門のしわの走行に線状の浅い潰瘍があり，ヘルペス様にみえたが HSV の分離は陰性であった（図）。

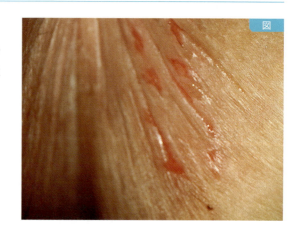

症例 64

主に右の小陰唇を中心に粘膜面に，浅い潰瘍が多数みられ（図 a, b），性器ヘルペスを疑ったが HSV は陰性であった。原因は不明。

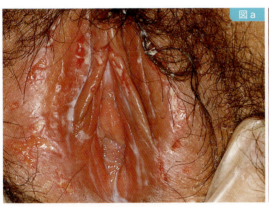
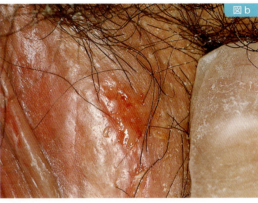

症例 65

大陰唇の外側の線状の浅い潰瘍がみられた。HSV 分離は陰性であった。尖圭コンジローマの治療に用いたポドフィリンによる薬剤の接触皮膚炎と考えている（図）。

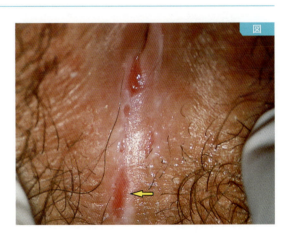

b 性器ヘルペスによる線状の浅い潰瘍

線状の浅い潰瘍を呈し性器ヘルペスかどうか迷いましたが，HSV が分離され性器ヘルペスであることがわかった症例です。

症例 66

左側の小陰唇と大陰唇の間の溝に沿って線状の浅い潰瘍がみられる（図）。HSV-1 が分離された。

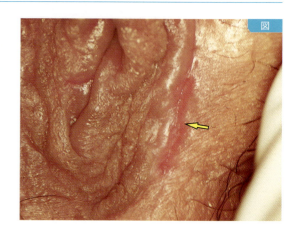

症例 67

肛門のしわの間の線状の浅い潰瘍がみられる（図）。ここから HSV-1 が分離された。

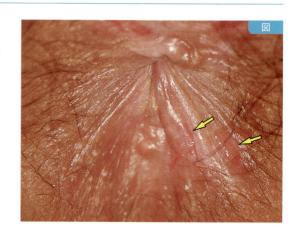

6. 水疱・膿疱

性器ヘルペスの特有な症状の一つが水疱ですが，水疱は帯状疱疹など他の疾患でも形成されます。

a 水疱のため性器ヘルペスと考えたが，HSV の分離が陰性であった症例

症例 68

左右の大陰唇から小陰唇にかけて水疱が多発している（図a）。HSV 分離が陰性であり，自己免疫疾患を疑い，ステロイド含有軟膏を用いたところ，軽快した（図b）。

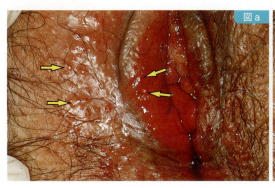
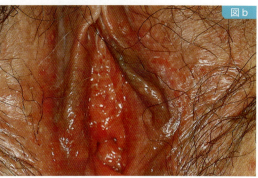

症例69

左の会陰や大陰唇に水疱が多発している。他医で性器ヘルペスとして治療されていた。一応HSVの分離を行ったが陰性であった。左側のみの病変であり（図），外陰帯状疱疹である。

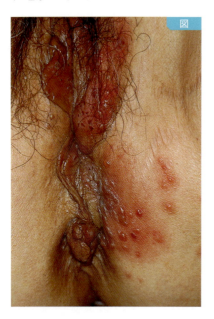

症例70

右の大陰唇に発赤の中に水疱の治りかけと思われる病変が多発している。HSVの分離は陰性であった。外陰帯状疱疹と考えられる（図）。

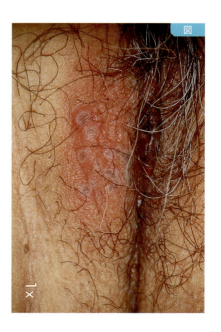

症例71

右の臀部に紅斑を伴った水疱が数個みられる（図）。性器ヘルペスを疑ったがHSVの分離は陰性であった。外陰帯状疱疹である。

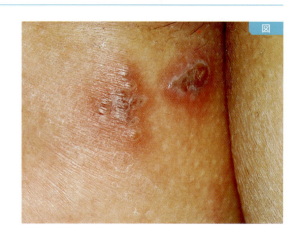

症例 72

右側の大陰唇に水疱が数個みられる（図a, b）。右側の小陰唇にやや深い潰瘍がある（図c）。HSVの分離は陰性であった。右側のみに帯状疱疹に特徴的な所見である片側性の水疱がみられており，外陰帯状疱疹と考えられる。帯状疱疹でも潰瘍がみられることがある。

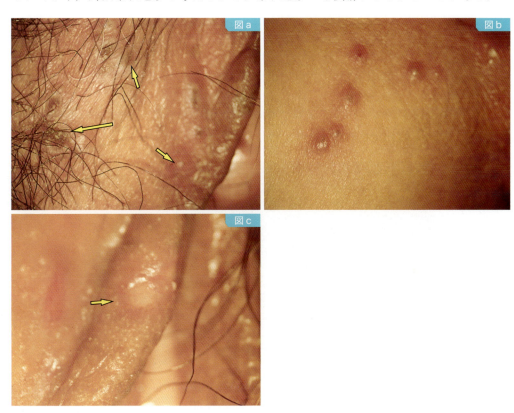

症例 73

左大陰唇に痂皮化した黒色の病変がみられる（図a, b）。HSV分離は陰性。外陰帯状疱疹の治りかけである。

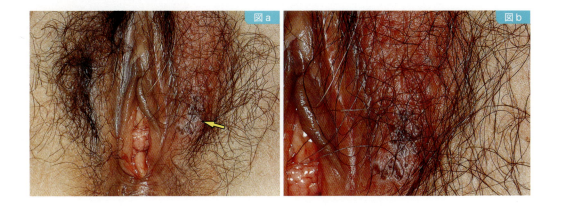

Point 31　帯状疱疹と誤診しないように

　水疱は性器ヘルペスの特徴的な所見ですが，帯状疱疹も水疱を形成するので誤診しないようにします。帯状疱疹の水疱は，片側性にできることが特徴です。また，帯状疱疹は潰瘍を形成することはあまりありません（外陰帯状疱疹の章 p.218 を参考にして下さい）。

症例 74

左右の外陰に小さい膿疱が多発している（図 a, b）。HSV の分離は陰性であった。毛囊炎あるいは伝染性軟属腫と考えられる。

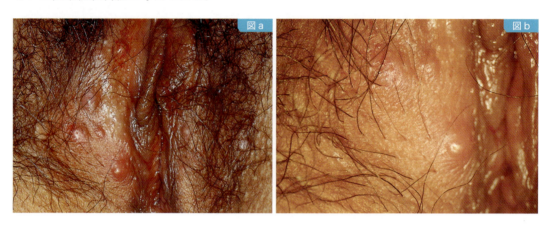

症例 75

右の小陰唇に小さい膿疱がみられる（図）。HSV 分離は陰性で，毛囊炎と考えられる。

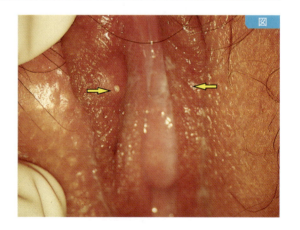

症例 76

左右の小陰唇に数個の小さい膿疱がみられる（図）。患者は大動脈炎でステロイド治療を受けている。HSV の分離は陰性であったが，カンジダ培養が陽性であった。

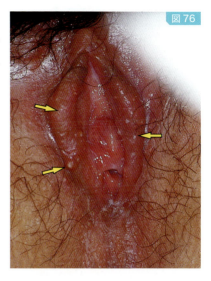
図 76

症例 77

右の小陰唇と大陰唇の間の溝に一致して縦に小さい水疱様の変化が並んでいる（図）。他医でこれを水疱と判断し HSV 抗体を調べたところ陽性であったことから，性器ヘルペスと診断し，抗ウイルス療法を行ったが治らないので当科を受診した。この変化は生理的な変化であり，性器ヘルペスではない。もちろん HSV の分離は陰性であった。

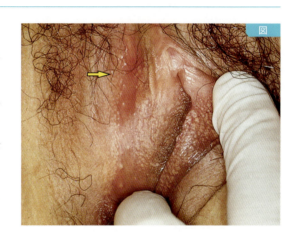
図

b 片側性の水疱—実は性器ヘルペスの症例

症例 78

右の大腿に水疱が紅斑を伴って多発している（図）。片側なので帯状疱疹を疑った。HSV-1 が分離され，単純ヘルペスウイルスによる疾患であった。

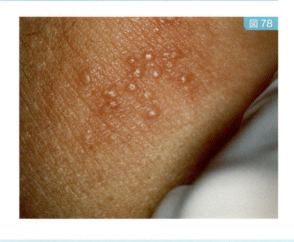
図 78

第 1 章　性器ヘルペス

7. 多発病変

性器ヘルペスの特徴の一つが多発する水疱や潰瘍性病変ですが，性器ヘルペス以外にも外陰に病変が多発する疾患があります。
病変が多発するため性器ヘルペスを疑ってHSVの分離を行いましたが陰性であった症例を供覧します。

症例 79

左側の会陰に3個の潰瘍性病変がみられ，右の大陰唇に小さい浅い潰瘍性病変が集簇性にみられる（図）。外陰痛はほとんどなかった。性器ヘルペスを疑ったがHSVの分離は陰性であった。病因は不明。
何らかの皮膚科的疾患を疑っている。

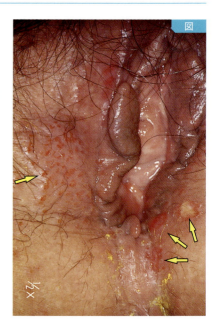

症例 80

外陰全体に小さい赤い発疹が多数みられる（図）。HSVの分離は陰性であったが，細菌が検出され，細菌性外陰炎であった。抗生物質含有軟膏で治癒した。

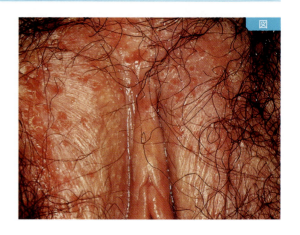

症例 81

浅い潰瘍が多発し初発性器ヘルペスに酷似しているが（図），HSV の分離は陰性であり細菌が検出された。

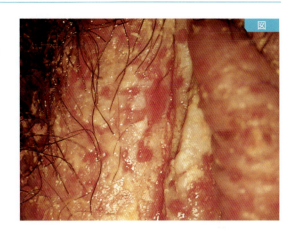

図

コラム　性器ヘルペスと紛らわしい女性性器病変からの単純ヘルペスウイルスの分離頻度

　性器ヘルペスの典型的な外陰所見は，多発する浅い潰瘍と水疱とされていますが，これらの所見を呈するのは性器ヘルペスの中の一部でむしろそうでない形の病変の方が多いとされています。そこで非典型的ではあるが性器ヘルペスを鑑別診断の一つに入れるべきか迷った外陰に 1～数個の潰瘍性病変，水疱・膿疱，赤色病変計 142 例と子宮腟部の壊死性病変 8 例について HSV の分離を行ってどのような病変に性器ヘルペスが多いかを検討してみました。その結果，浅い潰瘍の 23.8％（5/21），深い潰瘍の 11.8％（8/68），赤色病変の 14.8％から HSV が分離されました。また子宮頸部の壊死性病変からは 12.5％（1/8）に HSV が分離されました。

　これらの結果から外陰の潰瘍性病変，そのうちでも特に浅い潰瘍性病変を見たら病原診断を行って，性器ヘルペスか否かを診断する必要があると思います。また，赤色病変でもびらん状のものは要注意です。

　子宮頸部に壊死性病変や潰瘍がみられた場合も病原診断を行う適応があると思います。

　性器ヘルペスの多くは，非典型的な病変を呈しますし，これらの病変は他の疾患の局所所見と酷似していますので，ぜひ感度と特異度のよい病原診断を行うことをお薦めします。

（川名　尚，土屋裕子，西澤美香，西井　修：性器ヘルペスと紛らわしい女性性器病変からの単純ヘルペスウイルス分離．日本性感染症学会誌 26：67-72, 2015）

第1章　性器ヘルペス

基　礎

1. 感染病理

a ヘルペスウイルスについて

　性器ヘルペスは単純ヘルペスウイルス（Herpes simplex virus；HSV）1型（HSV-1）または2型（HSV-2）の感染によって発症します。HSVはヘルペスウイルス科に属し，線状二本鎖DNA分子を有するDNAウイルスです。最外側はエンベロープで被われ，直径150～200 nmの比較的大きいウイルスです（図1）。ヘルペスウイルス科のウイルスは広く種々な動物に感染します。その特徴は宿主に潜伏感染し，しばしば再活性化されることです。生物学的性質の違いからα，β，γの亜科に分けられています。ヒトを宿主とするヘルペスウイルスは現在8種類知られています。α亜科は神経節に潜伏感染することが特徴で，単純ヘルペスウイルス1型と2型，水痘・帯状疱疹ウイルスがあります。単純ヘルペスウイルスと水痘・帯状疱疹ウイルスは共に水疱を形成するだけでなく，知覚神経節に潜伏するという共通した性格を有しているので，しばしば混同されますが全く別のウイルスで臨床的にも疫学的にも違った病態を呈することを忘れないでください。

　ただ，幸いにこの両者に用いる治療薬はアシクロビル，バラシクロビル，ファンシクロビルなど共通するものが多いことは興味深く臨床的には好都合です。

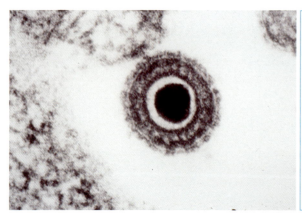 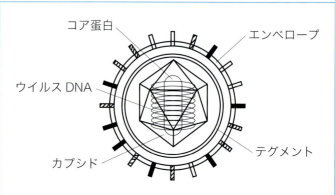

図1　ヘルペスウイルスの電顕図と模式図（岡山大学医学部　新居志郎先生撮影）

b 単純ヘルペスウイルスの1型と2型

単純ヘルペスウイルスには1型と2型があります。ウイルス学的に非常に似ています。DNAの約50〜70％が共通していますが，残る部分が異なっています。

興味深いのはヒトに感染する部位で，2型が発見された当初は1型は脳，眼，口などの上半身，2型は性器を含む下半身と棲み分けをしているといわれましたが[1]，私達やその後の研究により1型も性器にも感染することがわかってきました[2]。しかし，2型はほとんどすべて今までも下半身からしか分離されていません。私の40年間に分離したHSVの型と体の部位についてのデータを表1に示しました。2型の98.5％が下半身から分離されています。このことは2型抗体陽性者は，性器ヘルペスに罹っている可能性が高いといえます。しかし注意しなくてはいけないのは，性器ヘルペスの原因としては1型もありますので2型抗体が陰性でも性器ヘルペスに罹患している可能性がある点です。

表1 病変部位とウイルス型

病変部位	症例数	HSV-1	HSV-2
頭部	76	75 (15.2％)	1 (0.2％)
体幹	16	8 (1.6％)	8 (1.3％)
下半身	1004	410 (83.2％)	594 (98.5％)
合計	1096	493 (100％)	603 (100％)

(1971〜2010年の筆者データによる)

c 性器ヘルペスにおける単純ヘルペスウイルス1型と2型の臨床的違い

性器ヘルペスはHSVの1型または2型の感染によって発症しますが，感染したHSVが1型か2型によって次のような臨床上の違いがあります。一つは再発率の差です。図2は女性性器にHSVに初感染した場合のその後の再発率を私が追跡調査したものです。

2型に感染した場合は，1年以内の再発率が90％程度に対し，1型の場合は20％程度です。その後も2型に感染した場合は1型に比べはるかに再発率が高いことがわかります。2型に感染した症例では再発しやすいということです。このことを証明するもう一つのデータは，初発例と再発例の1型と2型の分布の違いです（表2）。初発例では1型が55％，2型が45％であったのに対し，再発例では1型が14％，2型が86％と圧倒的に2型が多くなっています。このことは2型感染例が再発しやすいことを示していると思います。

ここで注意すべきことは1型に感染しても再発することがあるということです。

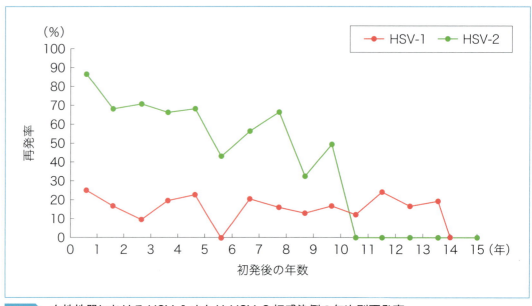

図2 女性性器におけるHSV-1またはHSV-2初感染例の年次別再発率

(筆者データによる)

表2 臨床分類とHSVの型

	1型	2型	計
初発	296 (54.3%)	249 (45.7%)	545 (100%)
再発	35 (13.7%)	220 (86.3%)	255 (100%)
計	331 (41.4%)	469 (58.6%)	800 (100%)

(筆者データによる)

　もう一つの臨床的な差は，性器ヘルペスに合併するElsberg症候群などの末梢神経障害や髄膜炎，髄膜刺激症状のような中枢神経障害は有意に2型感染症例に多く，2型の方が向神経性が高いことです。

　視点を変えますと疫学的には前述のごとく，2型はほとんど下半身しか感染しませんので，感染経路は大部分性的接触によるものです。つまり，パートナーが2型に感染している可能性が高いということになります。

　以上から，性器ヘルペス患者さんの原因になったHSVが1型か2型かを決めることは臨床的に重要なことです。

　ゾビラックスの感受性は，1型のほうが2型よりも良いのですが，幸いなことに実際の臨床ではそれほど大きな違いはありません。

d 感染病理

a) 単純ヘルペスウイルスの感染病理（図3）

HSV感染の特徴は潜伏感染とその再活性化です。

HSVは皮膚や粘膜に初感染しますと，局所で増殖すると共に知覚神経を上行し，知覚神経節（頭部では三叉神経節，下半身では仙髄神経節）でも増殖し，潜伏感染します。この際仙髄神経節ではHSV-2の方がHSV-1よりも潜伏しやすいと考えられています。

潜伏感染しているHSVは，再活性化され再び知覚神経を下行し皮膚・粘膜に排泄されます。この時，病変を形成する（再発）こともありますが，形成されず排泄されることもあります。この差は，局所でのHSVの量が関係していると思われます。局所での免疫能が低下しているとHSVは増殖するでしょう。局所だけでなく全身の免疫の低下も関連するでしょう。再発には何らかの免疫能の低下が契機となっています。再発すると再び知覚神経を上行し，知覚神経節に潜伏感染します。詳細に調べた研究ではHSVの再活性化による排泄はかなり頻繁におきているようです[3]。

動物実験では，潜伏しているHSVの量が多い程，再発の頻度が多くなることもわかっています。

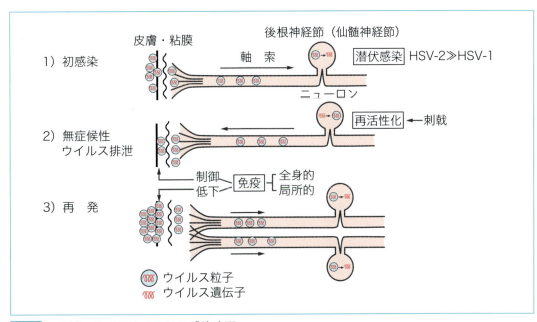

図3　単純ヘルペスウイルスの感染病理

b) 性器ヘルペスの感染病理

性器ヘルペスは臨床的に初発と再発にわけられます。初発は初めての発症，再発は既に一度は発症し，その後発症した例を指します。私はこれらについて経時的な感染病理を以下のように考えています（図4）。

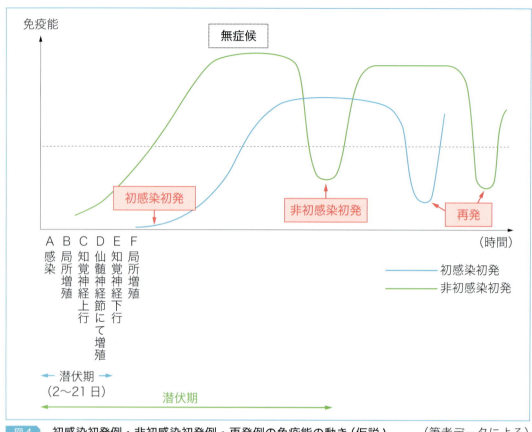

図4　初感染初発例・非初感染初発例・再発例の免疫能の動き（仮説）　　（筆者データによる）

(1) 初　発

　パートナーの性器や口腔に排泄されているHSVが性的接触により性器の粘膜や皮膚の小さな傷から侵入します。感染局所で増殖するとともに知覚神経末端に侵入し，知覚神経を上行し，脊髄の後根にある知覚神経節に至ります。ここでさらに増殖を続けるとともに潜伏感染状態に入ります。潜伏感染状態とは「ウイルスDNAの一部は存在しているが感染力はない。しかし何らかの刺激で感染性のウイルスを産生すること（再活性化と呼んでいる）ができる」ことをいいます。

　このようにして，知覚神経節に潜伏感染しているHSVが再び知覚神経節を下行して粘膜，皮膚に達し，ここから感染性のHSVが排泄されます。この時にもし宿主に抵抗力があるとHSVは増えられず発症しません（不顕性感染）。もし，抵抗力が低いとHSVは増殖し，病変を形成することになります。これが「初感染初発」と考えています。一方，発症を免れた場合では，既にHSVは知覚神経節に潜伏感染し，時々再活性化しては粘膜，皮膚に排泄されているものの免疫の力で増殖が抑えられます。しかし，何らかの原因で免疫力が大きく低下しますとHSVが一気に増殖し発症します。発症は初めてですので初発と分類されますが，実はHSVは既に感染していたわけです。このような場合を「非初感染初発」といいます。このように初めて発症した場合は，初感染初発と非初感染初発に分けられることになります。

表3　臨床分類の感染病理学的な分類

臨床分類	感染HSVの型	発症時の型別抗体		感染病理学的分類	欧米の分類
		HSV-1抗体	HSV-2抗体		
初発	HSV-1	−	−	HSV-1初感染	HSV-1初感染
	HSV-2	−	−	HSV-2初感染	HSV-2初感染
	HSV-1	+	−	HSV-1非初感染	HSV-1再発
	HSV-2	−	+	HSV-2非初感染	HSV-2再発
	HSV-1	−	+	HSV-1初感染	HSV-1 npf*1
	HSV-2	+	−	HSV-2初感染	HSV-2 npf
	HSV-2	+	+	HSV-2非初感染	HSV-2再発
再発	HSV-1	+	−	HSV-1再発	HSV-1再発
	HSV-2	−	+	HSV-2再発	HSV-2再発
	HSV-2	+	+	HSV-2再発	HSV-2再発

*1 npf：nonprimary first episode：発症時分離されたHSVa型と異なる型の抗体を有している時をこのように呼んでいます

後者の場合は，感染した時期からかなり経っているので発症時に既に血清抗体（IgG抗体）が陽性になります。私のデータでは，1型では初発の26％，2型ではなんと59％が非初感染初発でした。非初感染初発であることは発症した時のHSVの型と同じ型の抗体を発症時に有していることにより確かめることができます。

(2) 再　発

潜伏しているHSVの再活性化は時々起きてはいますが，免疫力により発症は抑えられています。しかし全身的・局所的な免疫力の著しい低下によりHSVが増殖して発症します。

このように性器ヘルペスの感染病態は，潜伏感染と再活性化，そして再活性化されたHSVが粘膜や皮膚に至った場合，全身的・局所的な免疫力との相克により臨床的に発症するか否かが決まるものと考えています。免疫力には，自然免疫や獲得免疫，そしてそれらをコントロールするホルモンなどの環境が関係していると思います。

e 臨床分類の感染病理学的分類

性器ヘルペスは臨床的に初発と再発に分けますが，感染病理学的にはかなり複雑です。その理由は①HSVには1型と2型がある，②それぞれについて初感染と再発がある，③1型と2型の重感染があるからです。

今，これらについて具体的にみてみましょう（表3）。感染病理学的に解析するには，性器

ヘルペスの原因となった HSV の型と発症時の HSV 抗体の有無を型別に調べます。これらの関係を見てみましょう。

(1) 初発

初発は感染病理学的には 7 つに分けられます。

a) 初感染

発症時に HSV-1 抗体と HSV-2 抗体がいずれも陰性で HSV-1 の感染による場合は「HSV-1 初感染」，HSV-2 による場合は「HSV-2 初感染」となります。次に発症時に原因となった HSV の型と異なる型の抗体を有している場合もそれぞれの型の HSV の初感染と考えられます。しかし欧米ではこのような場合を nonprimary first eqisode (npf) として区別しています。

b) 非初感染

発症時に原因となった HSV の型と同じ型の抗体を有している場合は，すでに感染していた HSV が再活性化したと考えられるので，HSV-1（あるいは HSV-2）非初感染となります。欧米では，この場合はすでに感染していたものの再活性化なので，感染病理学的には再発と同じメカニズムであるために HSV-1（あるいは HSV-2）再発としています。

(2) 発症時に HSV-1 抗体と HSV-2 抗体の両者を有している場合，ほとんどすべて HSV-2 が分離されますので，HSV-2 非初感染と分類されます。

(3) 再発

再発の場合は分離された HSV の型と同じ型の抗体が検出されます。時に HSV-2 が分離される再発では HSV-1 抗体と HSV-2 抗体の両者が検出されることがありますが，HSV-1 が分離されることはまずありません。

f HSV 感染の範囲

性器ヘルペスは以前，外陰ヘルペスといわれたように，外陰の感染症と考えられていましたが，実は子宮頸部，腟，尿路系や知覚神経節などを含んだもっと広い範囲の感染症です。

(1) 子宮頸部

子宮頸部の感染は特に重要です。

子宮頸管からの HSV の分離率は，私のデータでは初発例では HSV-1 が 71.7%，HSV-2 が 61.4% で合わせて 64.2% でした。これに対し，再発例では HSV-1 が 32.0%，HSV-2 が 10.0% で合わせて 14.1% でした。初発例では約 3 分の 2 が子宮頸管にも HSV が感染しています。

その症状ですが，初発例の場合は帯下の増量，腟部の発赤，易出血性，潰瘍性病変，壊死性病変を呈します。特に潰瘍性・壊死性病変はヘルペス性頸管炎に特徴的で淋菌やクラミジア・トラコマチスによる子宮頸管炎との鑑別に重要です（「臨床所見C 子宮腟部，腟病変」p.83参照）。

(2) 腟

頻度は少ないのですが腟にも病変を形成します（p.90，症例3-①～③参照）。

(3) 尿道

排尿痛を訴える患者の尿からHSVが分離されます（p.90，症例3-④参照）。無菌性膀胱炎の原因となることがあります。

(4) 臀部

臀部ヘルペスといわれます。非初感染初発や再発例が大部分です。（p.74，症例7-①，②参照）。

(5) 神経系

性器ヘルペスの合併症として，さらに性器外への広がりがあります。その重要なものが神経系への感染です。

無菌性髄膜炎，あるいは髄膜刺激症状：発熱，頭痛，項部硬直，羞明感（光がまぶしい），嘔吐などの髄膜炎あるいは髄膜刺激症状を呈します。

これらの症状は，外陰の発症から3～12日に発症するといわれています。2～4日目がピークでその後消退します。髄液中のHSV-DNAをPCR法で検出することで診断できます。治療は，入院させ点滴による抗ウイルス剤の投与が勧められます。

Elsberg症候群（排尿・排便障害）：仙髄神経節に関連する，自律神経障害と仙髄神経根障害のために排尿排便障害をもたらすことがあります（ウイルス感染に伴う神経障害をElsberg症候群と呼んでいます）。性器ヘルペス初発に伴う排尿障害は，排尿時に尿が病変に接触することによる痛みのためだけではなく，自律神経障害のための排尿力の低下によるものです。本症状はHSV-1感染よりもHSV-2感染による例のほうがはるかに多いようです。

この症状は特に外陰の症状が治癒してから出現することもあります。尿閉に至った場合は，入院させ持続導尿しつつ，排尿力の回復を待ちます。完全に排尿力が回復するには4週間はかかるといわれています（p.25～28，症例5-①～④参照）。

> **コラム** 感染経路についての推察

正確なことはわかっていませんが私は以下のように考えています(図5)。

外陰の粘膜に感染すると知覚神経である陰部神経を通って,知覚神経節である仙髄神経節に至りここで増殖するとともに潜伏します。ここから仙骨神経叢に至り,さらに S_2–S_4 領域を支配する領域に HSV が運ばれて病変を作るのではないかと考えています。外陰には主に陰部神経を経てその分枝の末端で増殖して病変を形成するのではないか,また子宮頸部には下下腹神経叢→子宮腟神経叢を経由して排出されるのではないかを考えています。

臀部や大腿の病変もこのような感染経路によるものが主ではないかと思っています。しかし,外陰の病変や子宮頸管から分泌物によって運ばれた HSV によって病変がつくられるという機序も否定はできません。

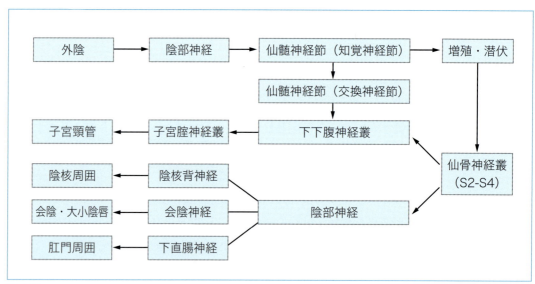

図5　女性性器ヘルペスの感染病理—HSV 感染の経路(仮説)

2. 臨床検査

性器ヘルペスの診断には,必ず検査室診断(臨床検査)によって確定診断するようほとんどのガイドラインが勧めています。性器ヘルペスは,外陰,肛門,臀部などに,潰瘍性またはびらん状の病変,水疱,赤い病変などを形成しますが,同じような病変が表4に示した疾患でもみられます。HSV は子宮頸管炎を発症しますので,淋菌やクラミジア頸管炎との鑑別も必要になります。時に子宮頸癌や急性外陰潰瘍に酷似していることもあります。その鑑別には病原診断が必須です。

検査室診断には,病原診断と血清診断があります。病原診断は HSV やその抗原を直接検

表4 性器ヘルペスの鑑別診断
―外陰の潰瘍・びらんを呈する疾患―

感染性	カンジダ症 細菌性外陰炎 帯状疱疹 梅毒
非感染性	急性外陰潰瘍 　（Lipschütz 潰瘍） 接触性皮膚炎 硬化性苔癬 Paget 病 外傷 尋常性天疱瘡 その他

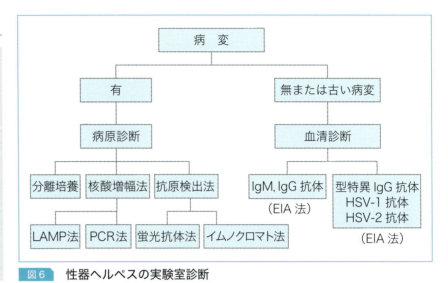

図6　性器ヘルペスの実験室診断

出するもので，診断的意義は非常に高く，性器ヘルペスの診断には必須です．血清診断は，感染者の産生したHSVに対する特異抗体の検出によって診断するものですが，間接的であるとともに抗体産生までにタイムラグがあるなど病原診断に比べ診断能力は劣ります．

これらの診断法を用いたときの臨床検査の進め方を示します（図6）．

性器ヘルペスを疑う「病変」がある場合は，まず病原診断を行います．病変がない場合や病変が古くなってしまった場合には血清診断を用います．

a 病原診断

病原診断法にはいくつかありますが，その選択に際しては，感度と特異度が優れていること，型判別が可能なことを考慮します．次に操作性（結果が出るまでの時間）や検体の採取や保存，運搬の難易度，さらに費用（保険収載の有無）などを考慮します．

（1）分離培養法

HSV感染診断の gold standard は従来よりHSVを分離培養し，同定と型の決定を行う方法です．この方法は培養細胞を必要とする上に生きたHSVを必要としますので，検体の保存や搬送が面倒です．また，HSVを接種した細胞の変化（細胞変性効果：cytopathogenic effect）の出現（図7）に1～数日はかかりますので，結果を得るまでに2～7日かかります．感度と特異度は核酸増幅法に次いで良く，型判別も可能であり，生きたHSVを得られるので抗ウイルス剤が無効の場合などに耐性の有無を調べることができるなど多くの利点があります．しかし日常の臨床検査としては時間がかかること，培養細胞を常に用意しておく必要があり，そのため手間や費用がかかる上に結果が出るまでに時間がかかるなど実用的ではありません．

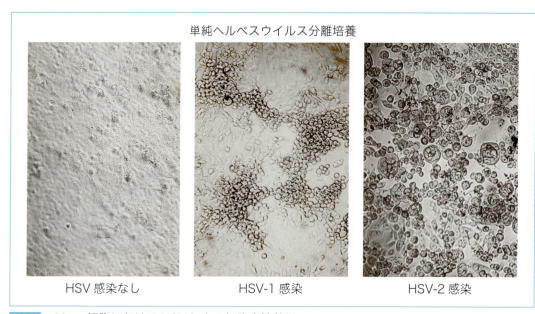

図7　Vero 細胞における HSV による細胞変性効果：
細胞が円形化したり，癒合して多核巨大細胞などの細胞変性効果が出現する

(2) 蛍光抗体法

　病変部における HSV 感染細胞を蛍光抗体法で証明する方法で保険診療が可能です。病変部を綿棒などで擦過し，無蛍光スライドグラスに塗抹しアセトン固定した後，HSV-1 と HSV-2 に対する蛍光標識マウスモノクローナル抗体で染色し，蛍光顕微鏡で観察する方法です（図8）。この方法は 1～2 時間で結果が出せる簡単な方法で，型判別が可能で特異度も高いのですが，蛍光顕微鏡が必要となる上に感度が悪く検出率は培養法の 30～50％以下です。特に性器ヘルペスの再発例にように小さい病変では感染細胞の採取が難しく偽陰性になりやすい傾向がありますので注意が必要です。また子宮頸部の検体では偽陽性になることがあり用いない方がよいと思われます。

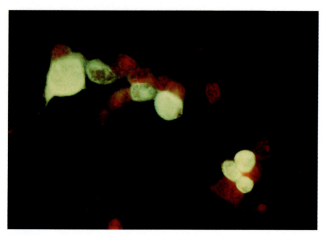

図8　蛍光抗体法による HSV 感染細胞（アップルグリーンに発色）の検出

(3) 核酸増幅法

既にクラミジアや淋菌などの検出に日常診療に用いられている方法です。微生物の核酸の一部の遺伝子を1万～10万倍に増幅して検出するため非常に鋭敏で感度がよく，しかも特異的に遺伝子を増幅することができるので特異度も高く型判別も容易です。その上遺伝子は安定ですので検体の採取・保存運搬も容易であり，反応時間も1～2時間と短く結果も短時間で得られるため臨床検査としては理想的です。諸外国では第一選択となっています。核酸増幅法には種々ありますが，本邦ではLAMP法やPCR法が開発されています。今のところ保険収載とはなっていませんが近い将来，保険収載されると期待しています。本法の問題は強いていえば，鋭敏過ぎるためにごく微量のHSV-DNAまで検出することがあり，特に無症状の場合など治療すべきか否か議論の分かれるところです。

(4) HSV抗原検出法

病変部を擦過した検体中にHSV抗原を迅速に検出できるイムノクロマト法が開発され，平成25年12月に保険収載されました。外来で簡単にできる点が長所ですが型判別はできません。しかし，感度に問題があるといわれています。

(5) 病原診断における注意事項

病原診断は，診断的意義は高いのですが，検査を行う際に注意しなければならない点があります。

a) 検査法による感度の違い

前述の4つの病原診断法には感度の差があります。感度の良い順は，核酸増幅法≧分離培養法＞イムノブロット法＞蛍光抗体法と考えられます。現在保険で可能なのは後2者ですが感度が問題です。これらの方法で陰性結果となっても偽陰性の可能性がありますのでこの結果のみで性器ヘルペスを完全に否定することは危険です。

将来的には性器ヘルペスの臨床検査としては精度がよく検体の扱いも容易で型判別も可能で短時間で結果が出せる核酸増幅法が主流になると思われます。

b) 病期

性器ヘルペスは水疱に始まり，潰瘍形成から痂皮になり治癒に至ります。水疱や潰瘍ではウイルス量が多いのですが痂皮になるとかなり減少し検査では陰性になることもしばしばありますので注意が必要です。このような場合は血清診断が役に立ちます。

c) 核酸増幅法

核酸増幅法は感度が非常に良いため無症候性のHSV排泄でも陽性になることがあり得ます。このような場合治療すべきか否かの取り扱いが問題になります。

そこで核酸増幅法は病変がある場合，その病変がHSVによるのか否かの決定に用いることが検査法として妥当です。

b 血清診断

(1) 一般的血清診断

　　臨床的に性器ヘルペスを疑うものの病変がない場合には血清診断を行うことになります。血清診断は一定の期間（1～2週間）をおいて2回抗体を測定し、有意に上昇していれば当該微生物に感染したといえるという原理に基づいています。補体結合法や中和法が用いられますが、中和法がより特異的です。

　　免疫グロブリングラス別抗体を検出することにより、1回の採血でも診断が可能となります。一般にウイルスに感染するとまず免疫グロブリンの中のIgM分画に抗体（IgM抗体と略）が出現し、次いでIgG分画に抗体が出現するのでIgM抗体を検出すれば感染後間もないといえるという原理に基づいています。免疫グロブリン別の抗体はEIA法（ELISA法）を用いることで可能ですし、保険収載されています。

　　図9にHSV感染後の抗体推移を感染病態の変化とともに模式的に示しました。

　　性器ヘルペスに罹患後何日位でIgM抗体が出現するかということですが、私のデータではHSV-1による初発の場合は初診から10日以内に90％以上が急上昇し、高いIgM抗体値を呈します（図10）。初感染初発ではほぼ100％陽性になりますが非初感染初発ではIgM抗体は検出されませんので、初発の場合の約10％はIgM抗体は検出されないことに留意してください。ただし、この場合は、既にHSVに感染していますのでIgG抗体が陽性になっています。HSV-2感染の場合もだいたい同様です。もう一つの注意点は一般人も40～50％はHSVに感染していて、このうちの一部（恐らく1％以下）がIgM抗体が陽性になることがありますので注意が必要ですが、この場合は低い値ですので区別ができます。

　　まとめますと臨床的に性器ヘルペス初発の可能性がある場合、HSVに対するIgM抗体値が高ければ、性器ヘルペスと考えられます。しかし、非初感染初発や再発例ではIgM抗体は陰性のことも多いので、IgM抗体が陰性であるから性器ヘルペスではないとはいえません。ここに血清診断の限界があり、病原診断が第一選択となる理由です。

(2) 型特異的血清診断

　　HSVには1型と2型があり、2型は性器を含んだ下半身にしか感染しないといってよいことがわかっています。言い換えれば2型抗体を有している場合は、性器のHSV-2感染が強く疑われます。

　　ところで、HSV-1ウイルスとHSV-2ウイルスには、抗原的共通部分が多いためHSV-1に感染してもHSV-2に感染してもHSV-1抗体とHSV-2抗体の両者が検出されることになり、通常の方法で抗体を調べても感染しているHSVの型を知ることはできません。しかし、HSV粒子の表面にあるglycoprotein Gは1型（gG-1という）と2型（gG-2）で異なることがわかり、これらに対する抗体を検出することにより感染しているHSVが1型か2型かを正しく知ることができるようになりました。現在では、世界的にキット化されています。私が代表的なキットであ

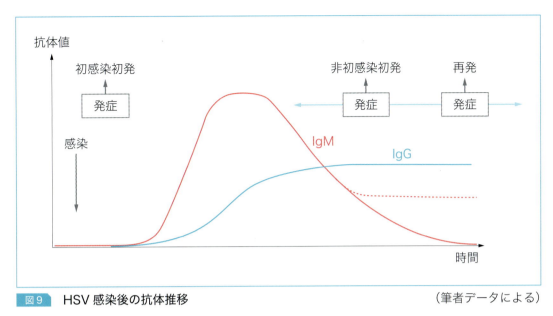

図9 HSV感染後の抗体推移　　　　　　　　　　　　　　　　　　（筆者データによる）

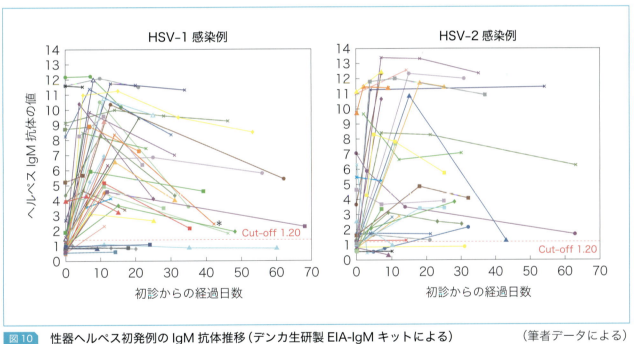

図10 性器ヘルペス初発例のIgM抗体推移（デンカ生研製EIA-IgMキットによる）　　（筆者データによる）

るHerpes Select（Focus Diagnostic）とBioplexTM（Bio Rad社）を検討した結果を図11に示します。いずれのキットを用いても1型初感染患者から得た血清は1型抗体のみ，2型初感染患者から得た血清は2型抗体のみときれいに型特異的な結果が得られています。

これをどのように用いるかですが，性器ヘルペスの可能性のある患者さんにもし2型抗体が検出された場合は，2型はほとんど性器にしか感染しないと思われますので，性器ヘルペスの可能性が高くなってきます。しかし注意しなければならないことは，性器ヘルペスは1型でも発症しますので，2型抗体が陰性であるからといって「性器ヘルペスではない」とは

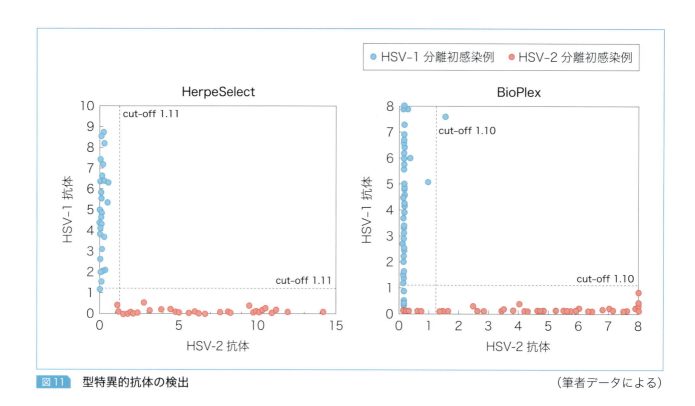

図11　型特異的抗体の検出　　　　　　　　　　　　　　　　　　　　　　　　　　　　　（筆者データによる）

いえないことです。ここに型特異抗体検出による血清診断の限界があります。

　しかし前述のように感染しているHSVが1型か2型かによって臨床的な相違が生じますので，血清学的に感染しているHSVが1型か2型かを決めておくことは臨床上有意義です。

　なお，最近Bioplex TM法が保険収載になりました。

3. 治療

　性器ヘルペスは通常無治療でも初発では2～3週間，再発では1週間以内に治ります。しかし，患者さんは一刻も早く自他覚症状を治すとともに，他人への感染性をなくしたいと思います。そこで，医師はヘルペスウイルスの増殖を特異的に抑える抗ヘルペスウイルス薬（抗ウイルス薬）を用いて，HSVの増殖を抑え，宿主の免疫力によってHSVを排除することを助けることにより病期の短縮と感染性の排除を目指すことになります。最終的には傷害された組織を宿主が修復することによって完全な治癒に至ることになります。

　幸い1980年代から副作用がほとんどなく，全身投与が可能でしかも抗ヘルペスウイルス活性の強いヌクレオシドアナログである3種の薬剤が開発され，治療が容易になりました。最初に開発されたのがアシクロビル（Acyclovir；ACV）です。次いで腸管での吸収効率のよいアシクロビルのプロドラッグであるバラシクロビル（Valacyclovir；VACV）とファムシク

ロビル（Famciclovir；FCV）です。これらの薬剤はいずれも病期やウイルス排泄期間を有意に短くすることが証明されています。

治療に際し考慮しなければならないことは①初発例ではHSVの量が多く，しかも特異免疫の産生がまだ十分でないので，再発例のように中和抗体のある場合に比べてより長期間の投与が必要になることです。また，ステロイド使用例やHIV感染例のように免疫能が低下している場合は抗ウイルス薬の量を増やし，より長期間投与する必要があります。②もう一つは，性器ヘルペスの症状は主に外性器なので外陰の病変のみが注目されますが，知覚神経節に潜伏感染していたHSVは再活性化し知覚神経を伝って外陰だけではなく，子宮頸部や膀胱など広い範囲の知覚神経末端より排出されます。したがって粘膜や皮膚の表面から抗ウイルス薬含有軟膏を塗布するより，抗ウイルス薬を全身投与することで皮膚・粘膜の内側から作用させたほうが，より本質的な治療で効率もよいことになります。局所の抗ヘルペスウイルス薬含有軟膏塗布の治療は不十分で，CDCのガイドラインでは推奨していません。ただこれらの軟膏は局所を保護する効果がありますので，ごく軽い場合には局所保護を目的として用いてもよいと思います。

2011年発行の性感染症学会のガイドラインに記載されている現在わが国で用いられている薬剤の投与量と期間を表5に示しました[5]。2013年に新たに単純ヘルペスウイルス感染症に対しファムシクロビルが認可されましたので，これも追加しました。CDCのガイドラインにもACV，VACV，FCVの3種類の薬剤が推奨されています。一般的には抗ウイルス薬の経口投与が第一選択になります。初発と再発で投与期間が異なります。

表5 性器ヘルペスの治療

初発	アシクロビル錠（200 mg/錠）	1回1錠，1日5回	5～10日間
	バラシクロビル錠（500 mg/錠）	1回1錠，1日2回	
	ファムシクロビル錠（250mg/錠）	1回1錠，1日3回	5日間
	重症例：アシクロビル5 mg/kg/回，1日3回，8時間毎に点滴静注		7～10日間
再発	アシクロビル錠（200 mg/錠）	1回1錠，1日5回	5日間
	バラシクロビル錠（500 mg/錠）（発症後1日以内に服用開始）	1回1錠，1日2回	
	ファムシクロビル錠（250mg/錠）	1回1錠，1日3回	
	軽症例：5％アシクロビル軟膏 または 3％ビダラビン軟膏　1日数回		5～10日間
再発抑制療法	バラシクロビル錠（500 mg/錠）	1日1回	継続投与

（日本性感染症学会ガイドライン，2011より作表，一部追記）

a 初 発

　一般に初発(特に初感染初発)は外陰痛や排尿痛など症状が強く病変が広いばかりでなく発熱，全身倦怠感などの全身症状も出現しますので，治癒までの時間もかかります。急性期の外陰病変のもたらす最もつらい症状は排尿痛と外陰痛です。これらを軽減するのに排尿を微温湯を満たした洗面器の中で行うことやキシロカインゼリーなどを前もって塗布しておくことなどが行われます。日常的にはヘアドライヤーを用いて外陰を乾燥させておくことや，ゆるいボクサータイプの下着をつけるなどの工夫することも役立ちます。現在の薬剤は潜伏感染状態のHSVを排除することはできないため，抗ヘルペスウイルス薬によって治療してもその後の再発は免れません。髄膜炎を合併したり，外陰の病変が広く，排尿痛が強く日常生活が困難な場合，末梢神経麻痺による尿閉などを合併する場合は入院し経静脈投与が勧められます。

　治療効果の判定は，外陰痛の消失が主となります。7〜10日位で消失することが多いようです。潰瘍性病変が完全に治癒するまでにはもう少し時間がかかりますが，経過をみていればよいでしょう。性器ヘルペスの治りがけに，しばしば真菌症を合併しますので搔痒感を訴えた場合には，真菌症の検査を行い必要に応じて治療します。また，抗ウイルス薬の治療中または終了後に排尿障害(排尿力の低下，時に尿閉など)が起こることがありますので，治療終了後5〜7日には再診させることを勧めます。

　治療によるHSV分離頻度の低下ですが，私のデータではアシクロビルやバラシクロビルの経口投与による病変からの感染性HSVの消失は図12のようにかなり速いようで，第7病日にはほぼ100％近くHSV分離は陰性でした。

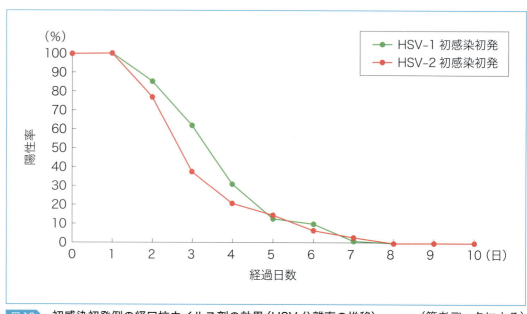

図12 初感染初発例の経口抗ウイルス剤の効果(HSV分離率の推移)　　　(筆者データによる)

投与期間ですが，日本性感染症学会のガイドラインでは，初発ではバラシクロビル500 mg×2回/日またはアシクロビル200 mg×5回/日を5〜10日間経口投与するとなっています。5日間でもよいのですが症状に応じて10日間まで延長が可能になっています。CDCのガイドラインではアシクロビル200 mg/錠1回1錠1日5回またはバラシクロビル500 mg/錠1回2錠，1日2回を期間は7〜10日間としています[5]。私は，外陰症状が一見治癒したようにみえても10日間は投与しています。その理由は，第5病日では1型，2型感染例の10%以上がなおHSV分離が陽性であったこと。もう一つの理由は仙髄神経節におけるHSVの増殖は外陰病変が治癒してからもなお続いていることが動物実験などから示されており，これを抑えておくことは潜伏HSV量を減らすことになり，したがって将来の再発の頻度を減らすことができるのではないかと考えているからです。なお，性器ヘルペスの治療に諸外国で用いられているファムシクロビルが平成25年2月に単純疱疹の適応で承認されたので性器ヘルペスの治療に新しい薬剤が加わることになりました。添付文書によれば単純疱疹ではファムシクロビル250 mg 1日3回を5日間使用することになっています。

b 再　発

再発例は一般に症状が軽いため投与期間は5日間と短くてすみます。服薬のタイミングは発症してから1日以内，できれば6時間以内に投薬すると有意な治療効果が得られるとされています。そこで，あらかじめ患者に薬剤を渡しておいて再発の前兆があったときに服用させると発症しないことも多い（patient initiated treatment：先制療法）ので外国ではしばしば行われていますが，わが国では保険の適用はありません。CDCのガイドラインではバラシクロビル500 mg×2回/日を3日間の投与でもよいとしています。HSVの再活性化により発症する再発は，外陰の病変は軽度でも再活性化は実は広い範囲に起きている可能性もありますので，抗ウイルス薬の経口投与による全身療法が良く局所の軟膏療法は推奨されていません[4]。

しばしば再発を繰り返す例では次の再発抑制療法が推奨されています。

c 再発抑制療法

繰り返す再発は患者に肉体的負担だけでなく精神的に大きなストレスとなり，QOLが低下します。再発すると症状は軽くてもパートナーや家族に感染させるのではないかという心配もあります。そこで，再発を抑制するべく継続的に抗ウイルス薬を服用する再発抑制療法（suppressive treatment）が開発されました。

わが国ではバラシクロビル500 mgを1日1回継続して服用する方法が保険で可能になりました。わが国における市販後調査では，再発頻度が年6回以上と比較的重い再発性器ヘルペスの患者さんについて本療法を行ったところ，開始前の再発頻度が年平均9.5回であった

ものが 1.3 回と激減しており，12 カ月間一度も再発しなかった患者さんが 59.8％もあり，本療法の有効性がわが国でも証明されています。胃腸障害を中心とした副作用を訴えた例が 3.3％にありましたが，重大な副作用はありませんでした[5]。

また，抑制療法を行ったときには HSV の排泄も抑えられる結果パートナーへの感染率も約 75％抑えられることも証明されています[6]。本療法により患者本人にとっては再発を減らすことにより QOL が改善されるだけでなく，他人への感染させるのではないかという不安もある程度解消できるということになります。

わが国では年 6 回以上（2 カ月に 1 回）再発を繰り返す症例についてバラシクロビル 500 mg 1 日 1 回服用する再発抑制療法が保険適用になっていますが，年 10 回以上も再発する重症例では抑制療法中に再発することもあります。ただし症状は軽いことが多いです。再発した場合は，3〜5 日間 1 日 2 錠の治療量に戻すことになっています。抑制療法中でも再発を頻繁に繰り返す場合は 1 日の血中濃度をなるべく一定に保つことを目的として，1 回 250 mg 1 日 2 回（錠剤を半分に割って朝・晩に服用）または 1 回 1,000 mg を 1 日 1 回投与することが勧められています。

わが国では年 6 回以上の再発例にのみ抑制療法が保険で認められていますが，諸外国では抑制療法の適応は再発の頻度で決めるのではなく再発時の重症度，再発による精神的ダメージの程度，パートナーへの感染に対する不安なども考慮すべきとされています。再発を繰り返す患者は，いつ再発するかわからない心配があるため，発症時治療よりも抑制療法を好む傾向が高いという報告もあります[7]。ただし，年に 6 回以上再発する患者と年 1〜2 回しか再発しない患者では当然状況が異なってくると考えられますので，一律に抑制療法を勧めるべきではないと思います。

4. 予防とカウンセリング

性器ヘルペスの患者さんのカウンセリングには，①慢性疾患である本疾患と闘う患者さんを援助することと，②性的接触による感染や母子感染を予防することが中心となります。特に，初発の症状が治まった時点で次の要点をお話します。

1) 性器ヘルペスの自然史：本疾患は初発症状が抗ウイルス療法により治っても HSV は既に潜伏感染していて慢性感染に移行し，再発すること，無症候でも HSV を性器に排泄することがあること，性的接触で感染することなど。
2) 再発には，抗ウイルス剤の早期服用が病期を短くできること。頻繁に再発する場合は，再発抑制療法により頻度を減らせるし，HSV 排泄も減らせるので，パートナーへの感染も減らせること。
3) HSV-2 に感染した場合は，再発の頻度が高いこと。

4) 再発病変のある間や再発の前兆がある時は性交を避けること。
5) コンドームを正しく使えばある程度は感染を防ぐことが可能であるが完全ではないこと。
6) 分娩時に産道感染により新生児ヘルペスを発症することがあること。母子感染のリスクが妊娠末期の初感染の場合は約50%と特に高いが，再発では2%程度以下であること。妊娠中に感染しても奇形児は発症しないこと。
7) 性器ヘルペスの感染予防ワクチンや治療ワクチンは開発中であること。

5. 性器ヘルペス合併妊娠の取り扱い

妊娠中の単純ヘルペスウイルス（Herpes simplex virus；HSV）の感染による児への影響には，胎内感染による胎芽や胎児の異常と分娩時感染による新生児ヘルペスがあります。HSVの感染経路は接触感染が主で，ウイルス血症はごく稀であるため幸いに前者の頻度は低く，もっぱら性器のHSV感染である性器ヘルペスによる新生児ヘルペスの発症が問題となります。わが国における新生児ヘルペスの症例は年間14,000〜20,000の出生に1例程度と計算されており，それほど高い頻度ではありません。しかし，有効な抗ヘルペスウイルス薬が開発された今日でも新生児ヘルペスの全身型の約30%は死の転帰をとり，生存しても重症な障害が残るという重大な疾患です。

性器ヘルペス合併妊婦では，分娩時に児が産道を通過する際に接触感染することがありますので，分娩時に性器ヘルペスを合併する例では帝王切開にて経腹的に分娩させて新生児ヘルペスの発症を予防することが行われています。この際，母体の性器ヘルペスの感染病態との関連で新生児ヘルペス発症のリスクを考慮して分娩様式を選択するのが妥当です。

a HSVの胎内感染による先天異常児

HSVの胎内感染による先天異常児の発生はごく稀ですが知られています。文献検索で世界で71例を集めた報告では，その症状の特徴として皮膚症状（皮疹，瘢痕など），眼症状（小眼症，脈絡網膜炎など），神経症状（小頭症など）の3つが挙げられています[8]。文献検索により世界で71例ということはごく稀にしか起こらないということです。また，米国では妊娠中に母体が2%の頻度でHSV-2に初感染するといわれていますが，HSVによる異常児の出生はなかったと報告されています。これらのことから奇形児の発症は妊娠中の初感染の中でもきわめて稀な事例と考えられますので，妊娠中の性器ヘルペス合併は妊娠中絶の適応とはならないと考えています。

b 新生児ヘルペスのリスク因子

　新生児ヘルペスの感染経路として胎内感染が5％，分娩時感染が85％，出生後感染が10％といわれています。分娩時の産道感染が大部分なのでこの対策が主になります。ただ，胎内で既に感染してしまっている場合も5％あります。これらは帝王切開で出産させても予防はできないことになります。

　従来より，分娩時に性器ヘルペスを合併していると初感染の場合はその約50％が，再発では0～2％に新生児ヘルペスを発症するといわれています。このような病型による新生児ヘルペスの発症率の違いは次のように説明されます。まず，病巣の広さと感染ウイルス量が初感染では再発型に比べてはるかに広く，また多量です。外陰だけでなく子宮頸管からHSVが分離されるのは，前者では50～70％の症例にみられるのに対し，後者では5％以下です。次に母体の血清抗体をみると，前者では急性期では抗体が陰性，つまり児への移行抗体はないのに対して，後者では高いIgG抗体を有しているのでこれが児に移行して受動免疫を賦与することになり，感染を予防する働きをします。私も再発型性器ヘルペス合併の43例について妊娠36週以降に母体の中和抗体を測定したところ8～16倍以上あり，経腟分娩を行いましたが1例も新生児ヘルペスは発症しませんでした。母体の感染病態と新生児ヘルペス発症の関連を調べた最近の研究では，初感染初発では80％，HSV-1抗体が陽性であるがHSV-2に感染した例では30％に，再発例で2％に新生児ヘルペスが発症したと報告しています[9]。

　結論として，私は性器ヘルペス合併妊婦における新生児ヘルペス発症のリスクに関連する因子として，①初発の性器ヘルペス，②子宮頸管のHSV排泄がある場合，③母体のHSVに対する中和抗体価が8倍以下と低い場合などがあると思っています。なかでも①が最も重要です。

c 性器ヘルペス合併妊婦の管理

　以上の点を考慮して，私は以下のように管理を行ってきました。

（1）発症時

　妊娠中に性器ヘルペスと思われる症状が出現した場合，まず病原診断により診断を確定し同時に血清抗体を測定し，初感染初発，非初感染初発，再発のどれに相当するかを決定します。感染しているHSVの型と型別血清抗体がわかれば詳細な感染病態がわかりますのでより好都合です。アシクロビルやバラシクロビルは胎児毒性が低いことが判明していますので，抗ウイルス薬を用いて表6のように治療を行っています。ただし，妊娠初期はアシクロビル軟膏などを用いて局所療法を行っています。

表6 妊娠中の性器ヘルペスの治療

妊娠初期		5%アシクロビル軟膏，局所塗布		
中〜末期	初発	アシクロビル	1,000 mg 分5，5〜10 日間，経口	
		バラシクロビル	1,000 mg 分2，5〜10 日間，経口	
	重症例	アシクロビル	5 mg/kg/回，1日3回，5〜7 日間，点滴静注	
	再発	アシクロビル	1,000 mg 分5，5 日間，経口	
		バラシクロビル	1,000 mg 分2，5 日間，経口	

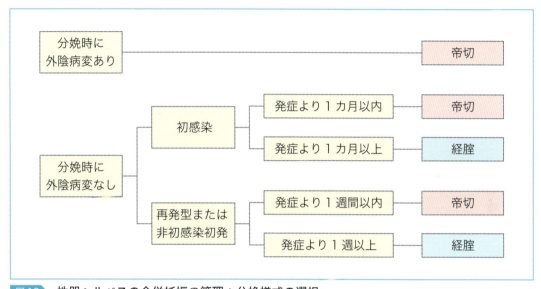

図13 性器ヘルペスの合併妊娠の管理：分娩様式の選択

(2) 妊娠中

再発の頻度や病変の拡がり，とくに子宮頸管などを詳細に観察します。妊娠36〜38週に中和抗体を測定しておきます。

(3) 分娩様式の選択（図13）

分娩時に外陰病変があれば帝王切開を行います。外陰病変がなくても初感染では発症より1カ月以内，再発では発症より1週間以内はやはり帝王切開を行います。発症から初発では1カ月以上，再発では1週間以上経ていて外陰病変がなければ経腟分娩を行っています。なお，新生児は出生時に目，鼻，口，耳，性器よりHSV検査を行うとともに臍帯血のIgG抗体，IgM抗体を測定しています。7日以上は入院管理し，新生児ヘルペスの発症に注意します。

(4) 新生児ヘルペス予防のための課題

（a）新生児ヘルペスを出産した母体の約70％が妊娠中性器ヘルペスを疑わせる症状はなかっ

たといわれています。もし，これが正しいとすれば産科医は，多くの場合は対策を立てることはできないことになります。ただ，性器ヘルペスは多彩な症状を示し，なかにはごく小さい病変しかないもの，子宮腟部にしか病変のないものもありますので無症候といっても実は見逃していたことも考えられます。妊娠中は外陰や子宮腟部や腟の変化に気をつけ，必要に応じて病原診断を行うことがよいと思います。また，妊娠末期には夫が性器ヘルペスや口唇ヘルペスに感染している場合，性交やオーラルセックスを禁止することも予防につながる可能性があります。

(b) 最近，米国を中心に再発性器ヘルペスのある妊婦や性器ヘルペスの既往のある妊婦に妊娠36週から分娩まで通常の倍量の抗ウイルス薬を継続的に服用させる再発抑制療法を提唱する考えがあります。メタアナリシスによる評価では，分娩時の再発やHSVの排泄を減らせるので帝王切開を有意に減らすことはできたが，新生児ヘルペスを減らせたというデータは得られなかったと報告しています[10]。ただ，本療法を行った妊婦から出生した児に新生児ヘルペスが発症したという報告もあります[11]。本療法は，通常の倍量の抗ウイルス薬を分娩まで約1カ月以上も妊婦が服用することになりますが，薬剤による胎児の腎機能や骨髄機能への影響が十分にわかっていないこと，一方母体が再発性器ヘルペスを有している妊婦が経腟分娩しても新生児ヘルペスはほとんど発症しないという文献や私の経験から，再発性器ヘルペス合併妊婦に一律にこの抑制療法を行うことは疑問です。ただ，証拠はありませんが頻繁に再発する例とか，中和抗体価が低い例，子宮頸管にHSVが排泄される例などでは，この再発抑制療法は新生児ヘルペス発症を予防する効果があるかもしれません。

(c) **分娩管理の新しい試み**：前述の再発抑制療法は，いつ再発するかわからないため妊娠36週から行っているわけです。一方，臨床症状から再発を疑って帝王切開したものの後からふり返ると約2/3は性器ヘルペスではなかったという報告もあります。これらには，分娩時（入院時）に性器に再発またはHSVが感染していることを迅速に知ることのできる方法がないことが大きく関連しています。私は，迅速で感度・特異度ともによい核酸増幅法であるLAMP法が性器ヘルペスの診断に有効であることを確認しました。この方法は2時間以内に結果を出せ，培養法とほぼ同じ感度です。そこで，入院時に外陰と子宮頸管からLAMP法にてHSV-DNAの検出を行い陰性の場合は経腟分娩を行います。陽性の場合は母体の中和抗体が8倍未満か，8倍以上でもウイルス量が多い場合は帝王切開で分娩させますが，ウイルス量が少ない場合で中和抗体が16倍以上あれば経腟分娩を試みます。出生した児については，直ちに目，鼻，口，耳，性器についてLAMP法を施行し，陽性ならば直ちに抗ウイルス療法を行います。陰性ならば経過観察とします。産褥3日目にも母体の外陰と子宮頸管と児についてLAMP法を行います。

この管理方法はまだ始まったばかりですが，現在のところ新生児ヘルペス発症例はありません[12]。

6. 性器ヘルペスの疫学

　厚生労働省の行ってきた性感染症の動向調査によると，女性では性器ヘルペスは性器クラミジア感染症に次いで第2位に位置し，症例数では性器クラミジア感染症の約3分の1程度です(図14)。男女比は1対1.5で女性の方が多く，この傾向は世界的にも同じです。

　年次推移をみますと，代表的な性感染症である性器クラミジア感染症や淋菌感染症が2002年をピークに減少傾向にあるため性感染症は減っているとの見方があります。確かに性器ヘルペスも2006年以降減少傾向にありますが，これは，2006年から性器ヘルペスについては再発例を除き初発例のみを登録することにしたための減少であり，2009年には下げ止まりになり，むしろやや増加傾向にあります。性器ヘルペスはHSVを完全に排除できる薬剤がなく，特にHSV-2による場合は，長年にわたり再発を繰り返す例が多いので症例数は累積されることになります。その上性器クラミジア感染症や淋菌感染症には鋭敏な核酸検査法がありますが，性器ヘルペスには保険適用のある鋭敏な検査法がなく登録は肉眼診断によるため多彩な症状を呈する性器ヘルペスでは見落としも多いと考えられます。したがって，再発例を含めると性器ヘルペスの症例数は厚労省の動向調査による数の数倍になるのではないかと考えています。一方HSV-2抗体を調べると若い女性の5〜10％が陽性なので，不顕性感染であるこれらを加えると，さらに多くなるでしょう。このような不顕性感染者の多くは，HSVを時々無症候に，時に症状を伴って排出しているので性的接触によるHSVの蔓延の原因となっています。ちなみに，性器ヘルペスを発症した患者さんのパートナーの70％は無症状であったとの報告があります。HSV-2はほとんど性器にしか感染しませんので，ある集団のHSV-2抗体保有率は，その集団の性活動の指標とされています。女性の場合，HSV-2抗体保有率は性交渉を開始する10歳代から上昇し，性活動の活発なコマーシャルセックスワーカー(CSW)では70〜90％の陽性率です。米国では一般女性の20〜25％が陽性です。米国の黒人女性では50〜60％も陽性と報告され性活動がいかに活発かを示しています。

　性器ヘルペスが他の3つの代表的な性感染症と大きく異なるのが年齢分布です(図15)。性器クラミジア感染症，淋菌感染症，尖圭コンジローマは20代をピークとして減少し，50代ではほとんどみられなくなるのに対し，性器ヘルペスでは50代以降でもかなりみられます。これは本書の高齢者の性器ヘルペスの項でも述べたように，若い時に感染していたHSVが老齢化や何らかの理由により免疫が低下し，再活性化されたことによるものと思われます。

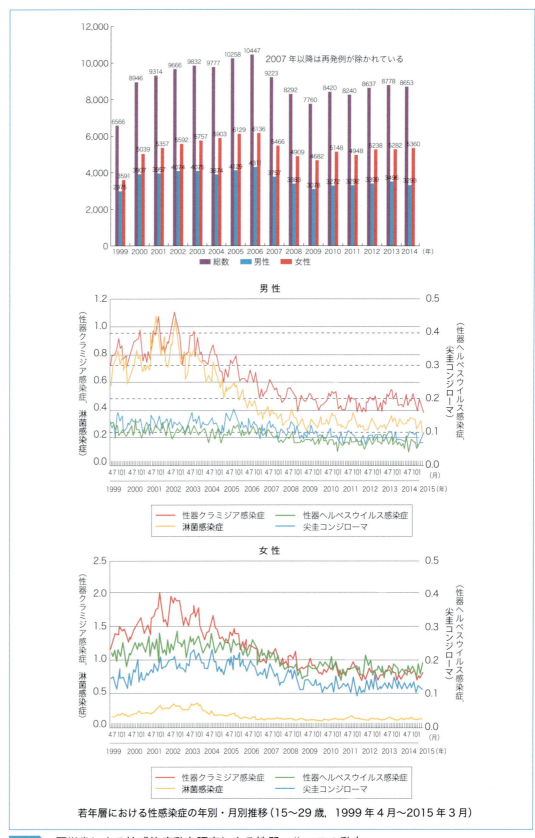

若年層における性感染症の年別・月別推移（15～29歳，1999年4月～2015年3月）

図14　厚労省による性感染症動向調査による性器ヘルペスの動向

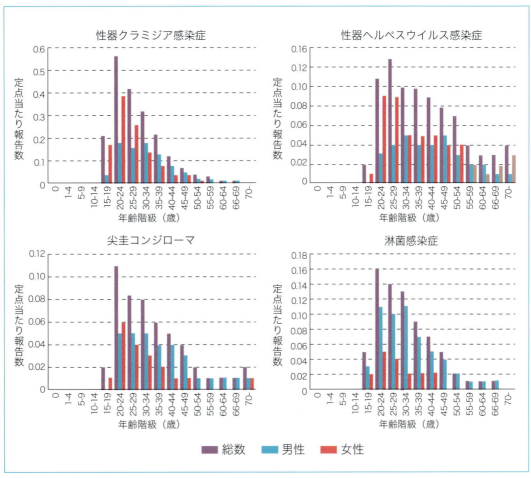

図15　性感染症の男女別・年齢群分布（2015年3月）

文献

1) Nahmias AJ, Chiang WT, Del Buono I, Duffey A：Typing of Herpesvirus hominis strains by a direct immunofluorescent technique（34221）. Proc Soc Exp Biol Med 132：386-390, 1969

2) Kawana T, Kawaguchi T, Sakamoto S：Clinical and virological studies on genital herpes. Lancet 2：964, 1976

3) Wald A, Corey L, Cone R, Hobson A, Davis G, Zeh J：Frequent genital herpes simplex virus 2 shedding in immunocompetent women. Effect of acyclovir treatment. J Clin Invest 99：1092-1097, 1997

4) CDC. Sexually Transmitted Diseases Treatment Guidelines, 2015. MMWR Recommendation and Reports 64（No.3）：27-32, 2015

5) 川名尚，本田まりこ，岡野英幸，鈴木裕子，井尻章悟，小野寺正一：バラシクロビル塩酸塩（バルトレックス®錠500・バルトレックス®顆粒50%）による性器ヘルペス再発抑制療法に関する特定使用成績調査結果報告．日本性感染症学会誌 23：108-118, 2012

6) Corey L, Wald A, Patel R, Sacks SL, Tyring SK, Warren T et al：Once-daily valacyclovir to reduce the risk of transmission of genital herpes. N Engl J Med 350：11-20, 2004
7) Romanowski B, Marina RB, Roberts JN：Patients' preference of valacyclovir once-daily suppressive therapy versus twice-daily episodic therapy for recurrent genital herpes：a randomized study. Sex Transm Dis 30：226-231, 2003
8) Hutto C, Arvin A, Jacobs R, Steele R, Stagno S, Lyrene R et al：Intrauterine herpes simplex virus infections. J Pediatr.110：97-101, 1987
9) Brown ZA, Wald A, Morrow RA, Selke S, Zeh J, Corey L：Effect of serologic status and cesarean delivery on transmission rates of herpes simplex virus from mother to infant. JAMA. 289：203-209, 2003
10) Hollier LM, Wendel GD：Third trimester antiviral prophylaxis for preventing maternal genital herpes simplex virus (HSV) recurrences and neonatal infection (Review). The Cochrane Collaboration 2009, Issue 1
11) Pinninti SG, Angara R, Feja KN, Kimberlin DW, Leach CT, Conrad DA, McCarthy CA et al：Neonatal herpes disease following maternal antenatal antiviral suppressive therapy：a multicenter case series. J Pediatr.161：134-138, 2012
12) 川名尚：性器ヘルペスの診断と母子感染. 産婦人科治療 102：151-160, 2011

第2章
尖圭コンジローマ

第2章 尖圭コンジローマ

入門編

はじめに

　尖圭コンジローマはヒト乳頭腫ウイルス（Human papilloma Virus；HPV）6型または11型（HPV6/11と略）の感染によって発症する良性の乳頭腫です。

　性器のHPV感染は，外性器（会陰，大小陰唇，腟前庭）だけでなく，尿道や肛門，腟や子宮腟部など広範囲にわたり病変を形成します。さらに病変の形も多彩です。通常，外性器のHPV感染は尖圭コンジローマと呼ばれていますが，「尖圭コンジローマ」とはカリフラワー様（花菜状）の独特な形をしたものを示します。尖も圭も「とがった」という意味です。実際には疣贅状（イボ様）などの形をしたものもありますが，慣例でこれらも尖圭コンジローマと呼んでいます。

1. 臨床症状

a 外性器

　外性器の尖圭コンジローマは，以下のような4つのパターンがあるとされています[1]。

❶カリフラワー状（cauliflower-like appearance）：最も典型的な形で表面が無数の尖った硬い突起で埋めつくされておりカリフラワー様あるいは鶏冠様と表現される。

❷丘疹状（papular warts）角化した上皮が丘疹状を呈する。

❸疣贅状（keratotic warts）上皮が角化しイボ様の腫瘤を形成する。

❹平坦状（flat-topped papules）湿潤したまたは一部角化した上皮が隆起する。ボーエン様丘疹症（Bowenoid papulosis）もこの形に似ている。

b 子宮頸部

　子宮頸部の尖圭コンジローマも4種類に分類されています。
　詳しくは「第5章　子宮頸部のウイルス感染」（p.246）を参照してください。

2. 診 断

　臨床症状は前述の通り多彩ですので後述する臨床写真を参考にしてください。
　診断に際して，尖圭コンジローマの確定診断が必ずしも病理学的検査に委ねてはいけない点が重要です。もちろん，悪性腫瘍の否定には病理学的検査が必須であり，かつ確定的な結論が出せます。しかし，腟前庭部乳頭腫症やVIN1との鑑別は病理学的検査だけでは難しいことがあります。自験例でも，経験の浅い医師や紹介元で"尖圭コンジローマ疑い"で病理検査に提出した場合に病理レポートが"尖圭コンジローマで矛盾しない"（やまびこ診断といわれる）と記してくることをよく経験します。実際には尖圭コンジローマではないことは，コルポ所見で明らかな腟前庭部乳頭腫症だったり，HPVタイピング（東京大学産婦人科の教室内での検査）でHPV陰性だったりすることで確認できます。つまり，病理学的検査は必須ではあるものの，それだけで診断をつけるのは危険です。図1は筆者が若い医師を指導する際に示す鑑別方法です。2つの病態の違いについて参考にしてください。

尖圭コンジローマ
病　態：HPV6もしくは11
疫　学：性感染症
本　態：HPV感染像，VIN1
診　断：視診（とさか状）
組織診：癌の否定のため
ＨＰＶ：HPV6/11型
治　療：5％イミキモドクリーム

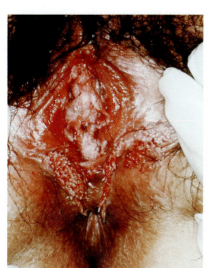
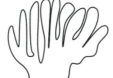

腟前庭部乳頭腫症
病　態：ウイルス感染ではない，性感染症ではない
疫　学：生殖年齢女性
本　態：扁平上皮の肥厚，koilocytosis（−）
診　断：視診（ニョロニョロ）
組織診：やまびこ診断に注意
ＨＰＶ：HPV陰性
治　療：不要（5％イミキモドクリームは効かない）

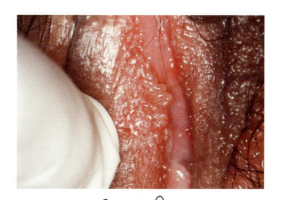
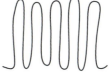

図1　尖圭コンジローマと腟前庭部乳頭腫症の違い

3. 治療

　治療法については，5％イミキモドクリーム（5％ベセルナクリーム®）が，実臨床的にも診療ガイドライン的にも第一選択としてほぼコンセンサスの得られた治療法です。強いていえば，その使用方法で，まずイミキモドクリームによる治癒率は60〜70％であり，100％有効なわけではありません。痂皮化した陳旧性の尖圭コンジローマではしばしば外用薬が皮下に浸透しないため不応のことがあります。治癒までに要する期間は平均8.1週ですので，数週間使用しただけではまだ治療効果が得られていないわけですが，その段階でしばしば不応と判断されてしまうことがあります。5％イミキモドクリームによる治療では事前に患者にある程度時間がかかることを説明しておくことが，患者のコンプライアンスを低下させないポイントとも考えます。5％イミキモドクリームは，免疫賦活剤でありHPV6/11に対する免疫（主として細胞性免疫）が誘導されれば，その後のウイルスの再活性化や再感染が起こっても再発はしにくくなります。それでも10％前後は3カ月以内に再発するといわれていることから，治癒症例でも3〜6カ月後のフォローは行うべきです。

　この他，性感染症学会のガイドラインのファーストラインには以下の方法も勧められています[2]。

❶凍結療法：液体窒素を含ませた綿棒を疣贅に押し当て凍結壊死させる方法を1〜2週ごとに繰り返す方法。

❷外科的切除法：電気メスやハサミなどで切除する。

文献

1) Winer RL, Koutsky LA：Genital Human Papillomavirus Infection in "SEXUALLY TRANSMITTED DISEASES" 4th ed. ed. by Holmes KK et al. McGraw Hill 2008. pp489-508
2) 日本性感染症学会：尖圭コンジローマ．性感染症 診断・治療ガイドライン2011，日本性感染症学会誌 22(1) Supp：70-73, 2011

第2章　尖圭コンジローマ

臨床所見

尖圭コンジローマは外性器だけでなく，さまざまな形の病変を腟や子宮腟部に形成します。
部位的には性行為により微小な傷のできやすい会陰や大，小陰唇にHPVが感染し病変が多くみられますが，腟や子宮腟部にもしばしば病変がみられます。
同一人でも部位により病変の形が異なることもあります。

A　外性器		p.172
1-a.　会陰―カリフラワー状	症例1〜8	
1-b.　会陰―丘疹状〜疣贅状	症例9〜13	
2.　小陰唇内側	症例14〜18	
3.　大陰唇	症例19〜21	
4.　肛門	症例22〜23	
5.　クリトリス	症例24〜28	
6.　尿道口	症例29〜32	
7.　同一例における病変部位による形態の違い	症例33	
8.　外陰と子宮腟部の病変	症例34〜36	
B　腟		p.182
1.　カリフラワー状	症例1〜3	
2.　乳頭腫状	症例4〜5	
3.　扁平状	症例6	
4.　初期カリフラワー型乳頭腫	症例7〜9	
5.　VAIN-HPVハイリスク群における腟悪性病変	症例10	
C　ボーエン様丘疹症		p.187
1.　ボーエン様丘疹症	症例1〜3	
2.　ボーエン様丘疹症を疑った症例	症例4〜10	
D　子宮頸部		p.191
1.　カリフラワー状	症例1〜9	
2.　扁平状	症例10〜19	
3.　難治性子宮頸部尖圭コンジローマ	症例20〜21	
4.　癌化した尖圭コンジローマ	症例22	
E　妊娠合併尖圭コンジローマ		p.198
（付）　腟前庭乳頭腫症		p.200

第2章 尖圭コンジローマ

臨床所見 外性器

1-a. 会陰―カリフラワー状

最も典型的な尖圭コンジローマの所見です。カリフラワー状（花采状）や鶏冠状と表現される外観を呈し，表面乳頭状から顆粒状の柔らかい時にやや硬い小結節の集族した先の尖った乳頭腫です。

症例1
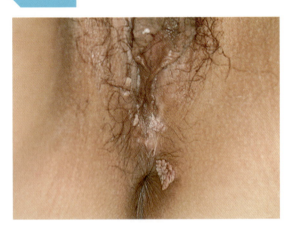

症例2
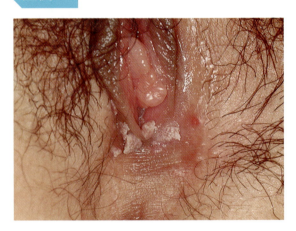

症例3
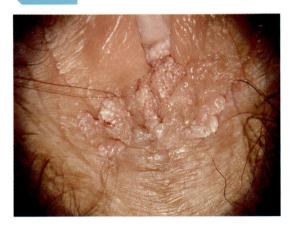

症例4
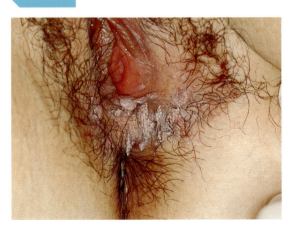

症例 5
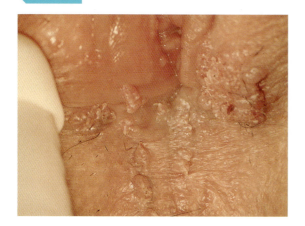

症例 6
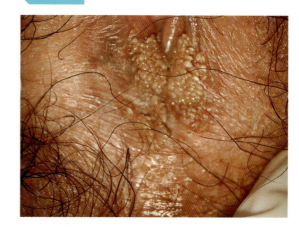

症例 7
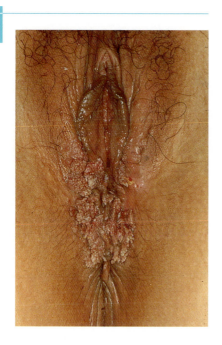

症例 8
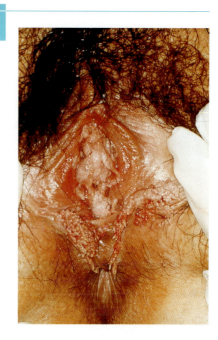

第 2 章　尖圭コンジローマ

1-b. 会陰—丘疹状～疣贅状

症例 9

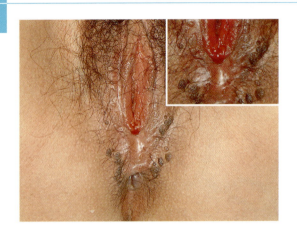

症例 10

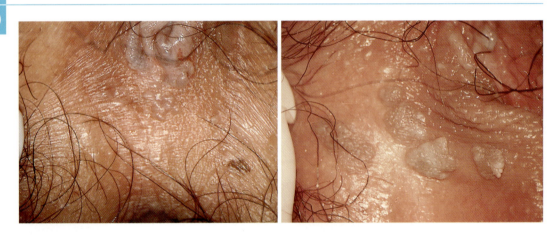

症例 11

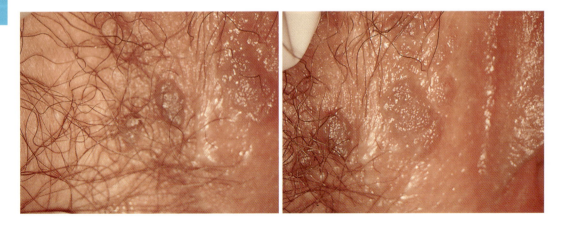

症例12

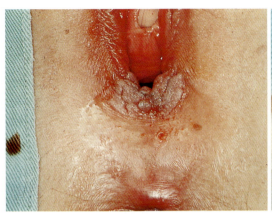
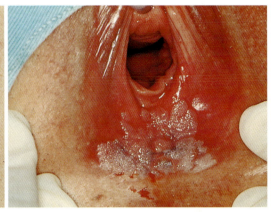

症例13

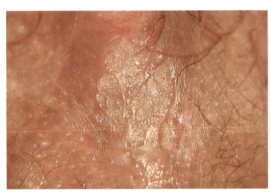
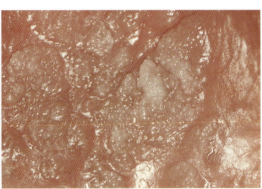

2. 小陰唇内側と腟前庭

症例14

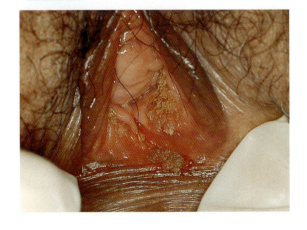

症例15

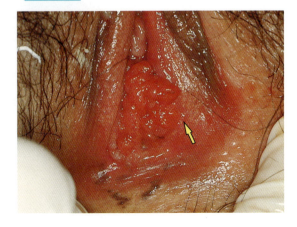

第2章 尖圭コンジローマ

症例 16	症例 17
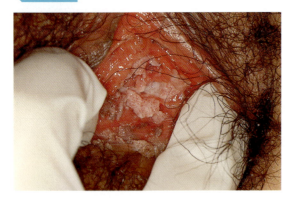	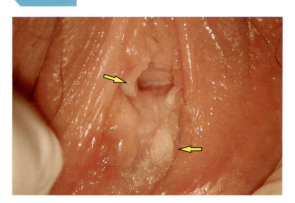

症例 18
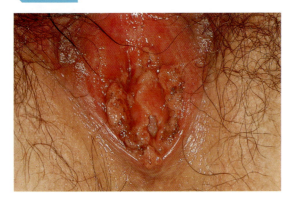

3. 大陰唇

症例 19	症例 20
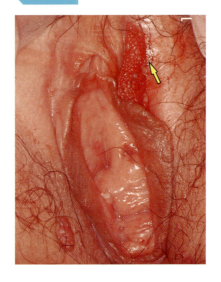	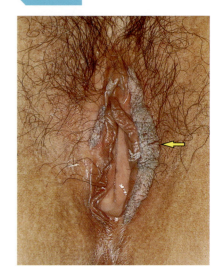

症例 21

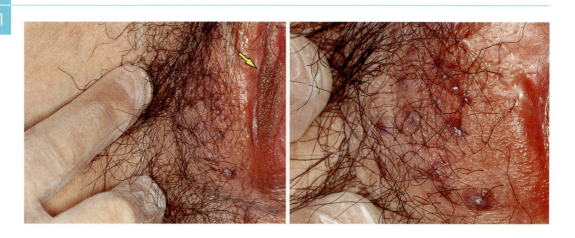

第 2 章　尖圭コンジローマ

4. 肛　門

症例 22

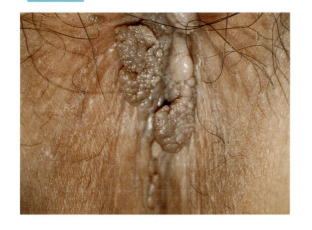

症例 23

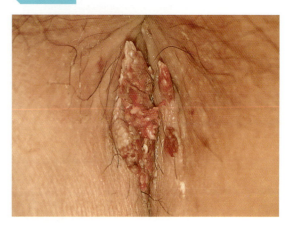

5. クリトリス

症例 24
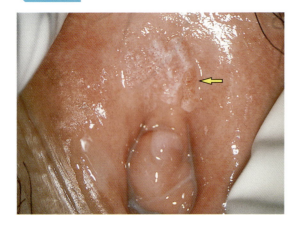

症例 25
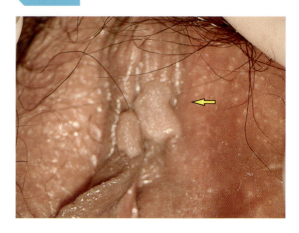

症例 26
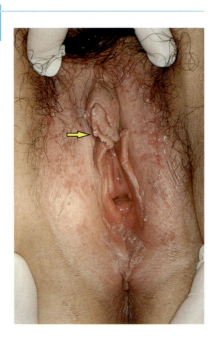

症例 27
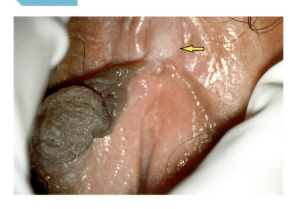

症例 28
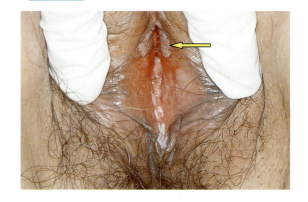

6. 尿道口

症例 29

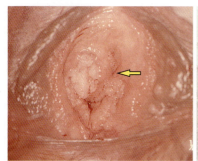
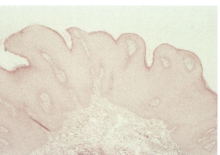
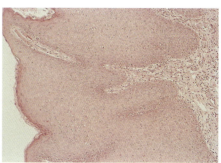

〔症例 29 の病理組織像：典型的な尖圭コンジローマの像である〕

第 2 章　尖圭コンジローマ

症例 30

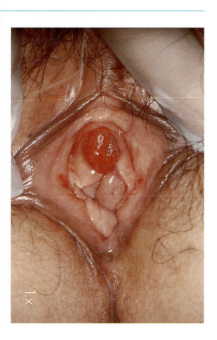

症例 31

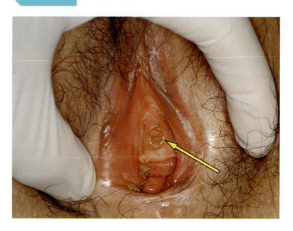

症例 32

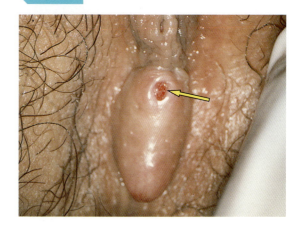

7. 同一例における病変部位による形態の違い

症例 33

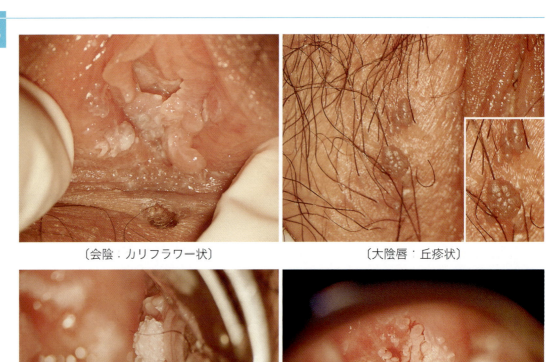

（会陰：カリフラワー状）　　　　　　　　　（大陰唇：丘疹状）

（腟壁：カリフラワー状）　　　　　　　　　（子宮腟部：カリフラワー状〜扁平）

8. 外陰と子宮腟部の病変

外陰に尖圭コンジローマがみられる例では，しばしば子宮腟部や腟に病変がみられるので，コルポスコピーで観察することをおすすめします。この際，酢酸加工すると病変の発見が容易になります。

症例 34

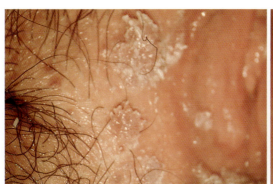

〔小陰唇：カリフラワー状〕

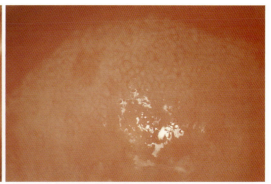

〔子宮腟部：扁平病変〕

症例 35

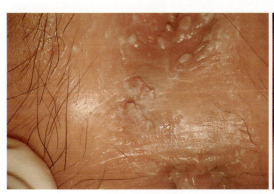

〔会陰：疣贅状〕

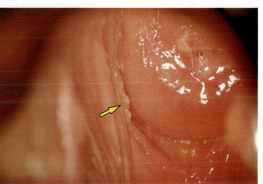

〔腟：カリフラワー状〕

症例 36

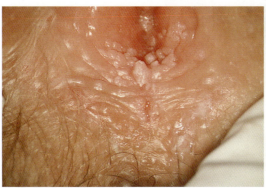

〔会陰：カリフラワー状〕

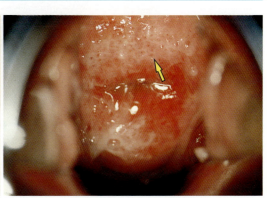

〔子宮腟部：扁平病変〕

第2章　尖圭コンジローマ

臨床所見 腟

1. カリフラワー状

症例1

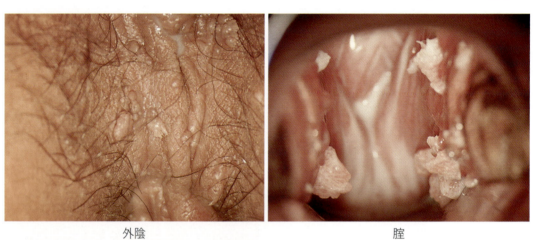

外陰　　　　　　　　　　　　　腟

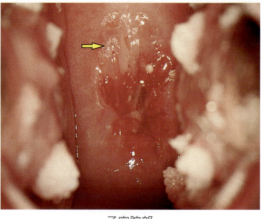

子宮腟部

症例2

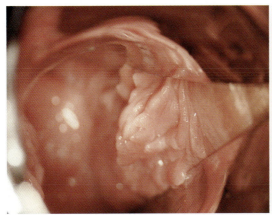
腟

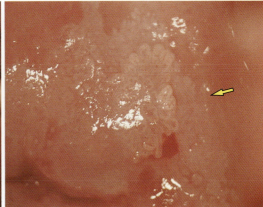
腟部

2. 乳頭腫状

症例3

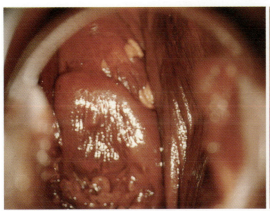

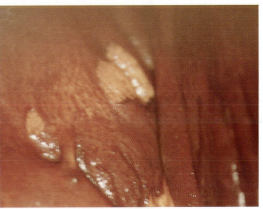
（ヨード液塗布後）

症例 4

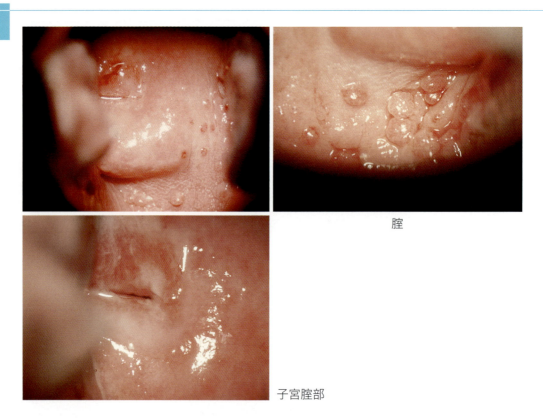

腟

子宮腟部

症例 5

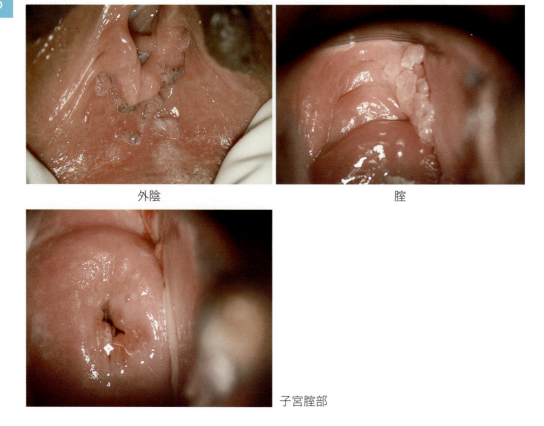

外陰　　　　　　　　　　　腟

子宮腟部

3. 扁平状

症例 6

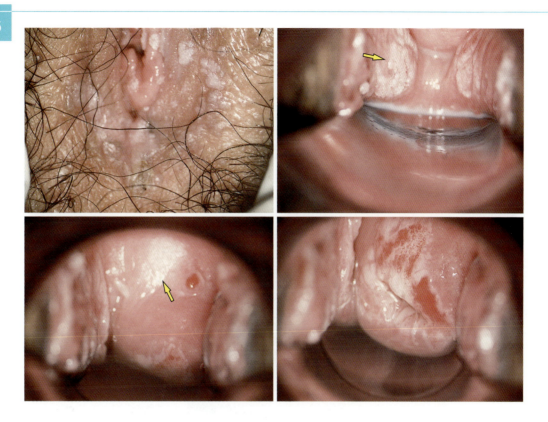

4. 初期カリフラワー型乳頭腫

症例 7　一部にカリフラワーがみられるが，腟円蓋にみられた独特な形をした乳頭腫。一部にカリフラワー様の尖った病変もみられる。

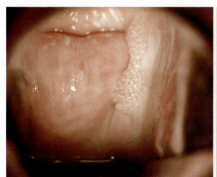 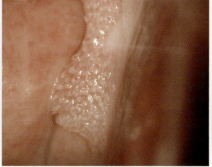 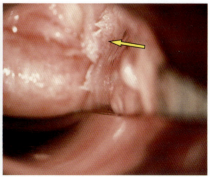

左の拡大図

症例8

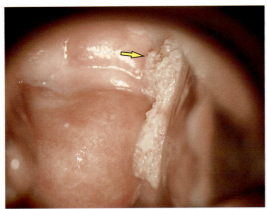
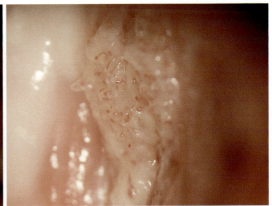

左の拡大図

症例9

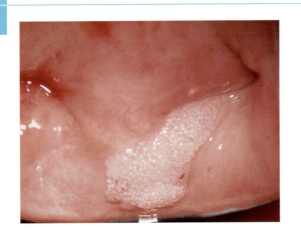

5. VAIN — HPV ハイリスク群による腟悪性病変

症例10　腟壁に白色点が集簇する病変がみられた。細胞診はⅢa，病理組織は mixed dysplasia with HPV infection。HPV ハイリスク群強陽性，ローリスク群（−）であった。経過中に自然治癒したが追跡中である。

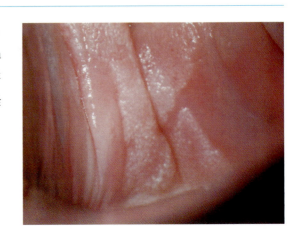

第2章 尖圭コンジローマ

臨床所見 ⓒ ボーエン様丘疹症

1. ボーエン様丘疹症

褐色平坦状の丘疹にHPV-16などによるボーエン様丘疹症があります。組織学的には外陰の上皮内癌であるボーエン病と区別はできません。
ボーエン様丘疹症は病変が多発し自然治癒もしばしばみられます。免疫低下状態に合併するといわれています。

症例1 4年前に子宮頸部上皮内癌のため子宮全摘術を受けた。外陰に平坦で褐色の病変が多数出現したため当科受診。病理組織診でボーエン病と診断された（HPV-16DNAが陽性）。5FU軟膏の塗布で治療，治癒した。

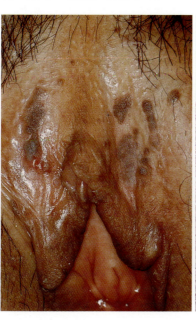
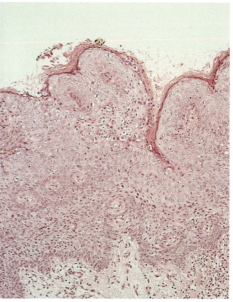

症例2 37歳。右の小陰唇の外側の数個の褐色の病変に気づき当科受診。病理組織診断ではボーエン病であった（HPV-16DNA が検出された）。自然に治癒した。

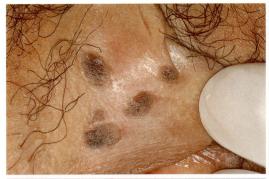
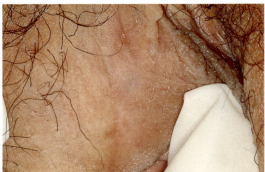

治癒時の所見

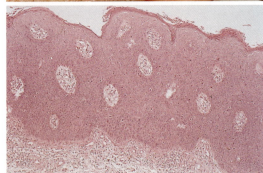

症例3 外陰に多発する平坦な褐色変が出現し，当科受診。子宮頸部にも CIN1 の所見がみられた。

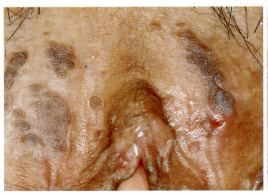
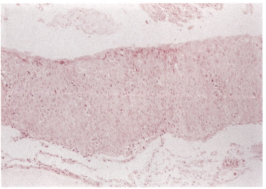

子宮腟部 CIN1 の病理組織

Point 1　ボーエン様丘疹症（Bowenoid papulosis）について

　外陰の上皮内癌の一種にボーエン（Bowen）病があります。ボーエン様丘疹症とは病理組織学的にボーエン病と区別できませんが，両者の間には臨床的な違いがあります。ボーエン病が高齢者に多く単発が多いのに対し，ボーエン様丘疹症は 20〜30 歳台にみられ多発することが多いとされています。また，ボーエン様丘疹症は時々無治療でも自然治癒することが知られています。興味深いのは，ボーエン様丘疹症の病変から HPV-16DNA が検出されることです。さらに子宮頸部の異形成・上皮内癌と併発し，自然治癒もしばしばみられるなど HPV-16 による感染症のひとつのパターンとも考えられます。

　ボーエン病の治療には外陰切除術などの外科的治療が行われますが，ボーエン様丘疹症は，無治療で経過観察してみることや 5Fu 軟膏塗布など局所軟膏療法による治療を試みることも考慮してよいと思います。

2. ボーエン様丘疹症を疑った症例

褐色で平坦な丘疹はボーエン様丘疹症の疑いがありますので，臨床経過や生検により診断を確定する必要があります。実はこれらの例は病理組織をみていませんので正確な診断は不明ですが，臨床経過から尖圭コンジローマであったと考えています。

症例 4

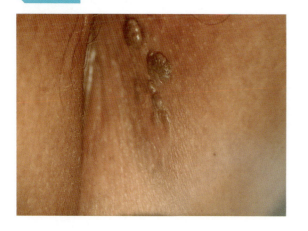

症例 5

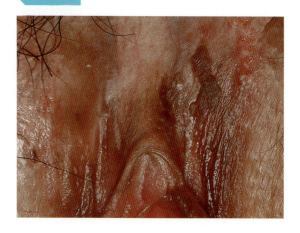

症例6
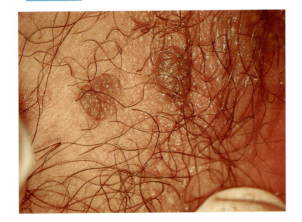

症例7
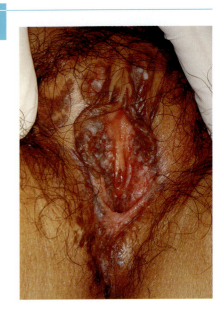

症例8
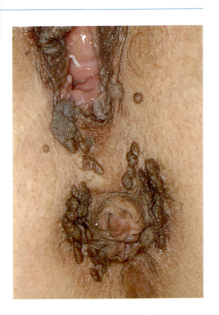

症例9
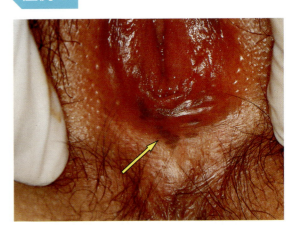

第2章 尖圭コンジローマ

臨床所見 子宮頸部

> 子宮頸部のHPVによる病変にはカリフラワー状，扁平状，VaINなどがあります。
> 酢酸加工すると所見がはっきり見えてきます。

1．カリフラワー状

症例1

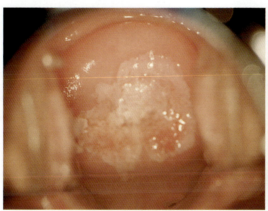
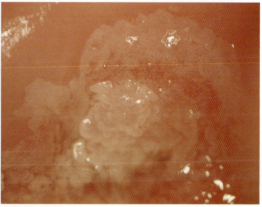

症例2

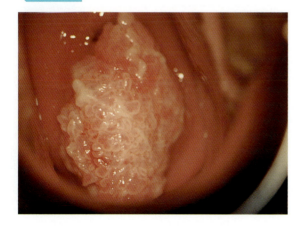

症例3

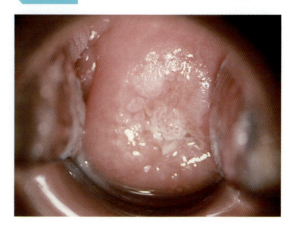

症例4

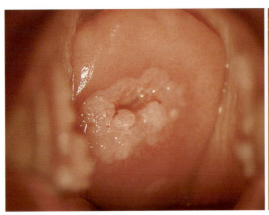 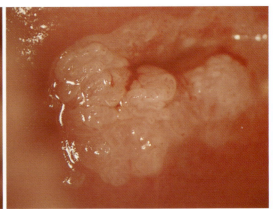

症例5

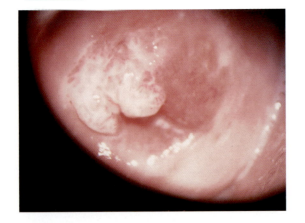

症例6

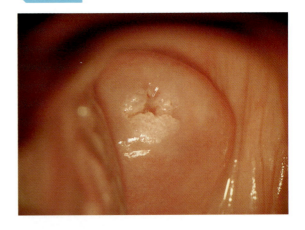

症例7

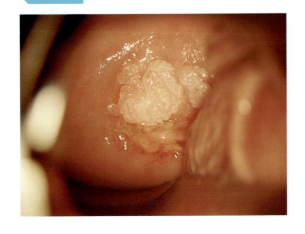

症例8

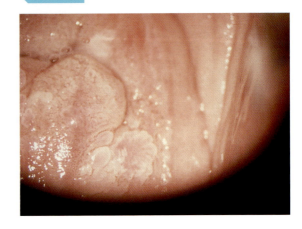

症例 9

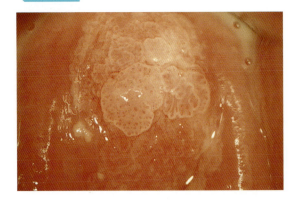

2. 扁平状

症例 10

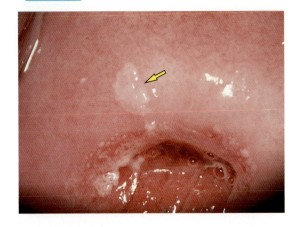

症例 11

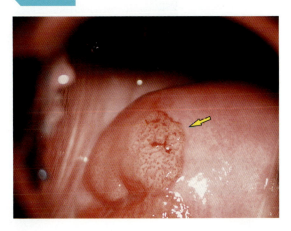

症例 12

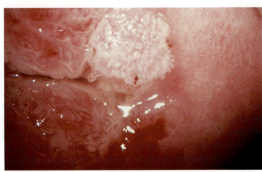

病理組織学的に CIN2 とされた

症例 13

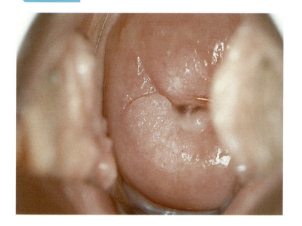

症例 14

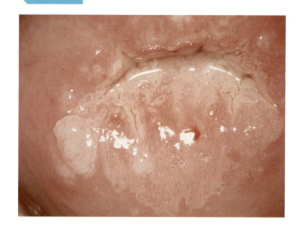

症例 15

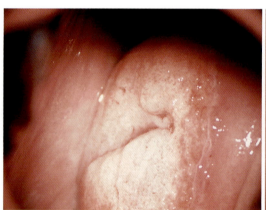
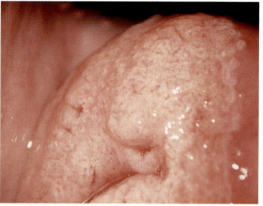

症例 16

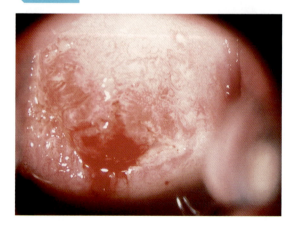

症例 17

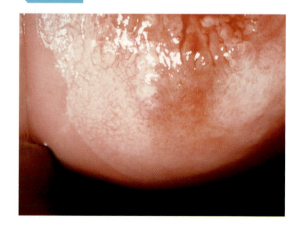

症例18

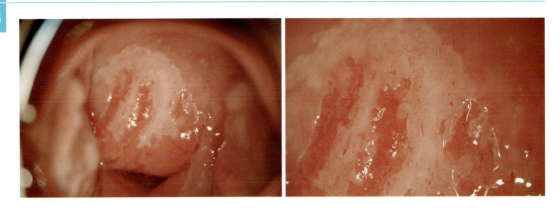

症例19

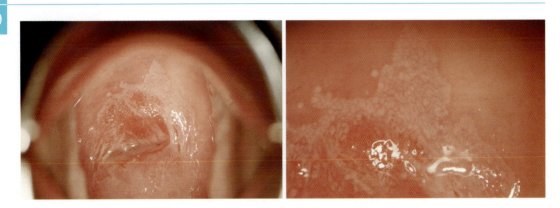

第 2 章　尖圭コンジローマ

3. 難治性子宮頸部尖圭コンジローマ

> 子宮頸部の尖圭コンジローマの治療は難しいことが多く，確立した方法はありません。

症例20 子宮腟部に乳頭腫がみられ（図a），3%酢酸加工を行うことにより病変は明瞭にみられるようになった（図b）。拡大したところ，小さい棍棒状の乳頭腫の中に典型的な血管像がみられた（図c）。液体窒素による凍結療法や5FU軟膏による治療を試みたが完治に至らなかった。

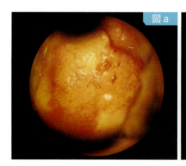
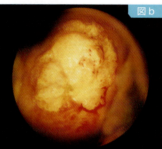
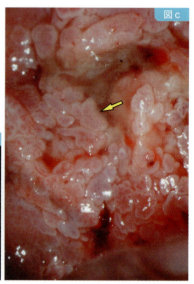

症例21 近医にて子宮腟部病変のため当科紹介。子宮腟部の右半分に白色の小さい棍棒状の突起が集簇性にみられる。その中心に毛細血管がみられ尖圭コンジローマの様相を呈している（図a）。細胞診ではⅢa。HPV-DNAは低リスク群が陽性，高リスク群は陰性。子宮腟部の尖圭コンジローマと診断し，5FU軟膏の塗布による治療を開始。一時突起が平坦となり縮小傾向がみられた（図b）。しかし，完治には至らず，現在経過観察中である。

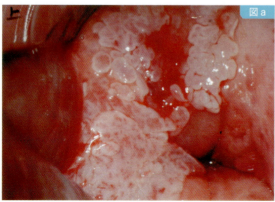
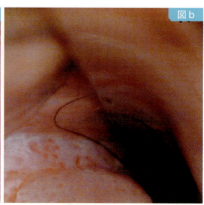

4. 癌化した尖圭コンジローマ

症例22　8年前に子宮頸部尖圭コンジローマで当科を紹介された。図aのような子宮頸部の尖圭コンジローマがみられ，病理組織でCondyloma acuminatumであったため，5FU軟膏により治療したところ，一時軽快したが再発した。レーザー治療を行ったが再度発症した（図b）。HPV-DNAは低リスク群陽性，高リスク群陰性であった。尖圭コンジローマは再発を繰り返し，5FU軟膏にて一時軽快するも再発した。病理組織にてCondyloma acuminatum with moderate dysplasiaと診断された。しばらく来院しなかったが不正出血のため来院したところ，子宮頸部は壊死状にくずれており（図c），病理組織でCondylomatous carcinoma of the uterine cervixとなり，広汎性子宮全剔術を行った。その後の経過は順調である。摘出した癌組織からのHPVタイピング検査ではHPV6型単独陽性であることが確認された。

低リスク群HPVによる子宮頸部の尖圭コンジローマから発生した子宮頸癌で，稀なこととは思うが難治性の子宮頸部の尖圭コンジローマは慎重に管理する必要があろう。

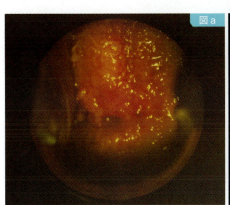
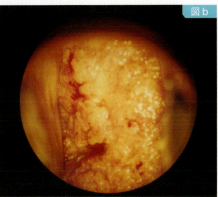
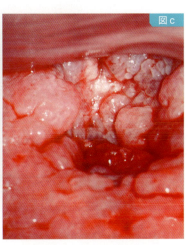

図a　図b　図c

第2章 尖圭コンジローマ

臨床所見 | E 妊娠合併尖圭コンジローマ

> 尖圭コンジローマが妊娠中に発症しますと免疫抑制状態にあるため大きくなることがあり，治療が難しいことがあります。さらに，産道感染による母子感染を予防することも念頭におく必要があります。

症例1 妊娠10週に腟入口部と腟壁に発症した症例（図a, b）。

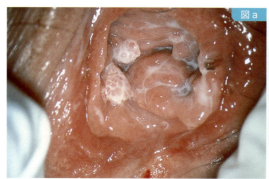
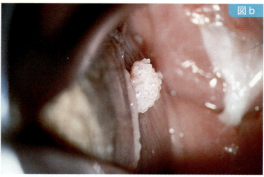

症例2 妊娠6カ月に合併した後交連から会陰に拡がる巨大な尖圭コンジローマの症例（図a）。病理組織学的には典型的な尖圭コンジローマの像を示している（図b, c）〔本例は富山医科薬科大学（当時）産婦人科　故 泉陸一教授から提供された〕。

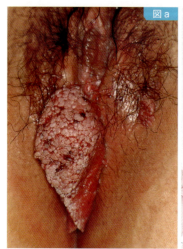
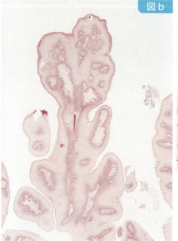
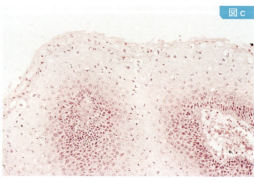

症例3 妊娠16週の子宮腟部の尖圭コンジローマの症例。後唇全体に拡がっている（図a）。妊娠による子宮腟部の変化があるため診断が難しいが，前唇と比べると後唇には明らかに乳頭腫状の変化がみられる。液体窒素を用いた治療の，10回目（妊娠30週）の所見（図b）。

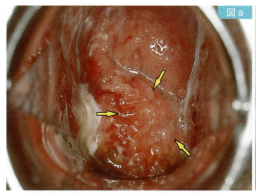
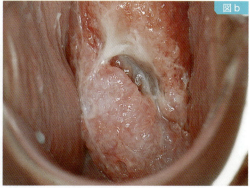

症例4 妊娠36週に子宮頸部にポリープ状の尖圭コンジローマを発症した症例。

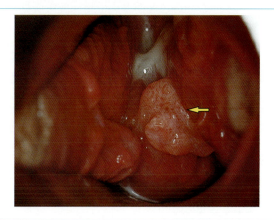

症例5 妊娠22週。腟内に充満するコンジローマ。妊娠中に急激に発育した。レーザー治療により完治した。

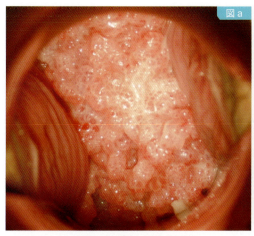
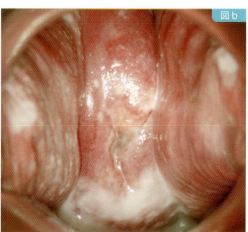

レーザー治療前の腟内写真　　　　　　レーザー治療後の妊娠子宮頸部
（子宮頸部から発育する10 cm大の尖圭コンジローマ）

第2章 尖圭コンジローマ

臨床所見 | 付 腟前庭乳頭腫症

　ウイルス感染による病変ではないのですが，診断の項にも述べたように乳頭腫状の外観を呈し，腟前庭にできるためしばしばHPV感染による尖圭コンジローマと誤診される生理的変化に腟前庭乳頭腫症があります。

　尖圭コンジローマの鑑別診断のために必要となりますので，として一項目を設けました。症状の特徴は小陰唇の内側に縦に並び多発する小さい棍棒状，乳頭腫状，絨毛状の突起で，左右対称のことが多いようです。径1mm以下，長さは数mm程度で色は常色から褐色を呈します。自覚症状はなく，尖圭コンジローマと違って軟らかいので本人は気がつかないことが多いです。臨床所見から診断は可能ですが，時に困難な場合は病理学組織学的検査を行います。

　本病変はHPVによる感染によって発症するのではなく，生理的な変化ですので時に軽い掻痒感を訴えることはありますが，治療の必要はありません。ただ，偶然にこの変化を発見してしまった女性は大変心配し，病院を訪れることがあります。そのような場合は，この変化は生理的な変化であり，性感染症のように感染によって発症するのではないこと，多くの女性に小さいものはみられるが時に顕著になることがあること，治療しないでも悪くなるようなことはないこと，年とともに小さくなると思われることなどを説明するようにしています。

　この変化の名称ですが，外国では，
1) Micropapillomatosis in the vulvar vestibule (Kaufman, RH)
2) Vestibular papillae of the vulva (Friedrich, E)
3) Micropapillomatosis labialis (Bergeron, C)

などと呼ばれています。

　わが国では，腟前庭乳頭腫症と呼ばれています。また「hairy nymph」などという洒落た呼び方もされています。

　この変化は，男性のペニスの冠状溝にみられる真珠様陰茎丘疹症に対応する女性の生理的変化であるといわれています。

症例1

典型的な例。左右の小陰唇の内側に縦に小さい棍棒状の見るからに軟らかそうな乳頭腫が並んでみられる（図1a）。色は腟前庭と同じかやや褐色がかっている。大きさは径1mm程度（図1b）。組織像は弱拡大で棍棒状で，拡大を上げると尖圭コンジローマと違って有棘層の肥厚もなく，真皮の炎症細胞浸潤などの炎症症状もみられない（図1c〜f）。

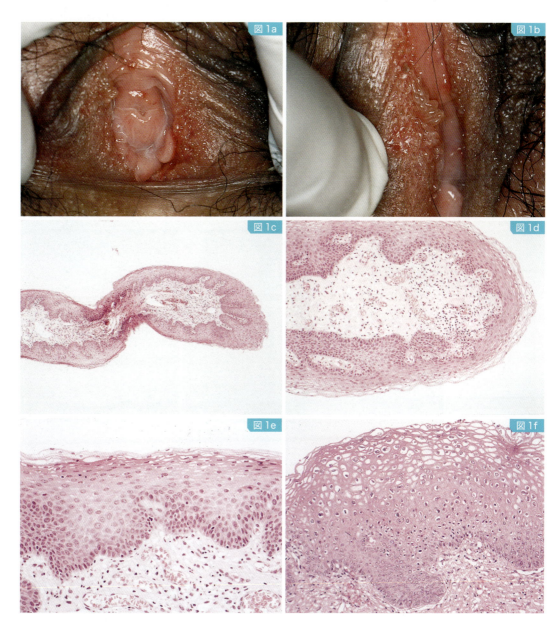

症例2 左右の小陰唇の内側に集簇した小さい乳頭腫がみられる。本例は性交経験のない女性であり，腟前庭乳頭腫症は性感染症によるものではないことを示している。

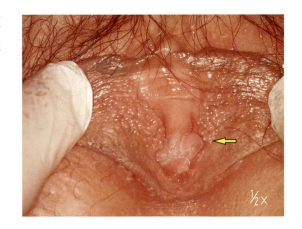

症例3 典型的な例で小陰唇の内側に小さい乳頭腫が集簇的にみられる。一部が前庭粘膜よりやや褐色になっている。

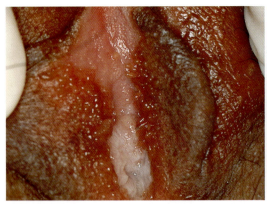
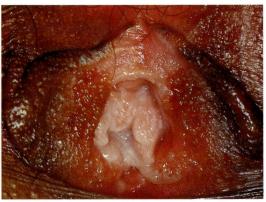

症例4 右小陰の外側端に近い内側にみられるごく軽度の変化。

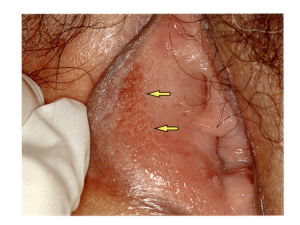

症例5　左小陰唇の外側端に沿ってみられる。

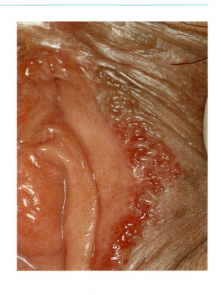

症例6　両側小陰唇の内側に小さい棍棒状の乳頭腫が縦にみられる。

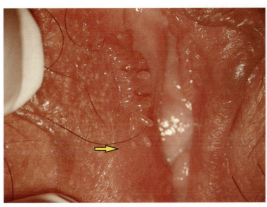 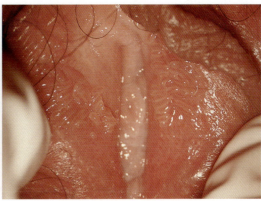

症例7　両側の小陰唇の内側で尿道口を囲むように小さい棍棒状の乳頭腫がみられる。

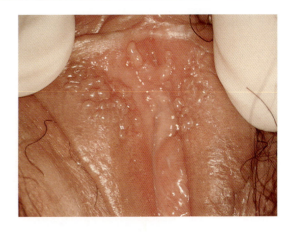

第2章　尖圭コンジローマ

症例8 両側小陰唇の上部から尿道口を囲むように本症がみられるが，長さが短いため棍棒状とは言い難い。

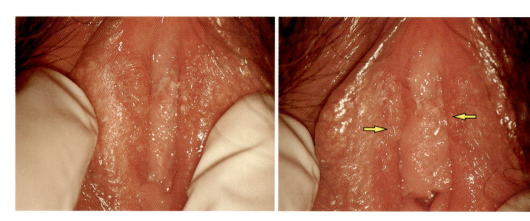

症例9 小陰唇の内側にごく一部に棍棒状の褐色の乳頭腫がみられる。

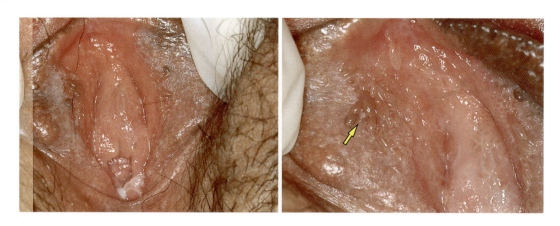

症例10 図aでは右の小陰唇と処女膜の間にやや白っぽくみえる乳頭腫のため一見尖圭コンジローマと見間違えるが，図bでは棍棒状の小さい乳頭腫であることがわかり本症であることが判明する。

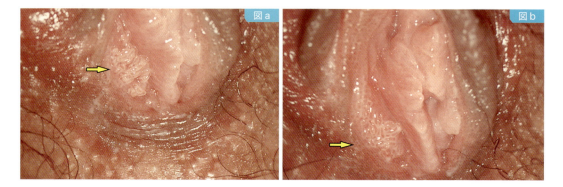

症例 11

小陰唇の内側の上部分にはやや長さの短い本症があるが（図a），後交連に近い部分に尖圭コンジローマもみられる。尖圭コンジローマは鶏冠状で表面が白くまた小さい棍棒状の乳頭腫の集簇ではない点が本症と異なる（図b）。

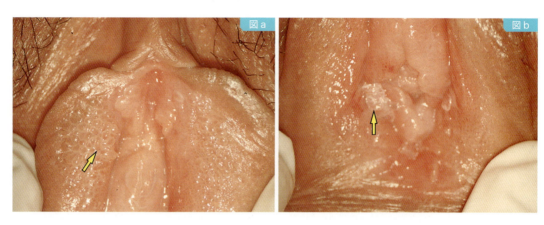

症例 12

本例は典型的な腟前庭乳頭腫症であるが（図a），尖圭コンジローマと誤診しブレオマイシン軟膏で治療したため図bのような小陰唇の内側にびらんを作ってしまった。

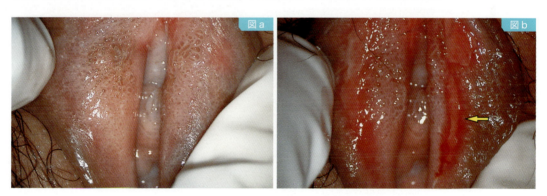

症例 13 本症の経時的な変化をみたもので，図a, bは30歳代の初診時，図c, dはその4年後，図eは9年後で閉経後の所見でかなり縮小している。腟前庭粘膜はおそらくエストロゲンの作用を受けているであろうが，腟前庭乳頭腫も同様にエストロゲンの影響を受け閉経後は縮小するのかもしれない。

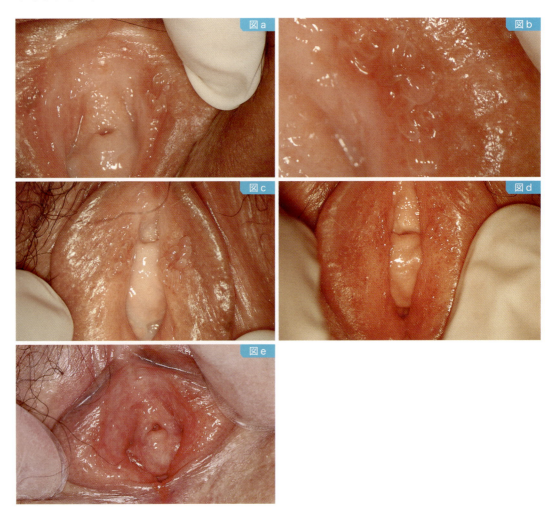

第 2 章　尖圭コンジローマ

基　礎

1. 感染病理

　ヒトパピローマウイルス（Human papilloma virus；HPV）は，ヒトにのみ感染する小型の double-strand DNA ウイルスです。パポーバウイルス属の 1 つで，ヒトに感染するウイルスの中では最も小型なウイルスの 1 つです。もともと"パピローマ（乳頭腫），イボ"から分離されたことが名前の由来です。HPV は，エンベロープは持たず，約 8 Kbp のウイルス DNA をキャプシドが包んで正二十面体構造をとっている直径 50 nm のウイルス粒子です（図 1 左）。HPV は，ウイルス粒子の大きさも小型ですが，ウイルス遺伝子もたった 8 つしかありません。8 つのウイルス遺伝子とは，E1，E2，E4，E5，E6，E7 の初期遺伝子と L1，L2 の後期遺伝子です。HPV は変異を起こすことはなく，同じウイルスとして生き続けています。ただし，HPV には 150 種類以上の"タイプ genomic type（遺伝子型ともいう）"があり，ウイルス遺伝子の相同性によって分類されています。

HPV 粒子

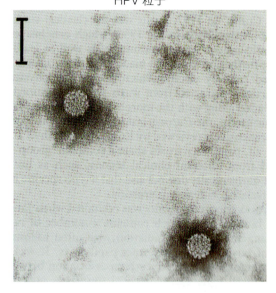

HPV ワクチン
ウイルス様粒子（VLP）

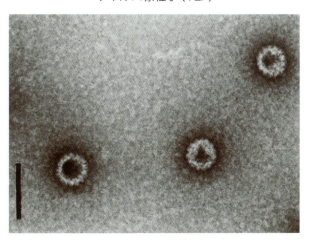

図 1　HPV 粒子と HPV 予防ワクチン

HPVは，感染する部位が皮膚と粘膜で棲み分けがあり，皮膚に感染するHPVを皮膚型HPV，粘膜に感染するHPVを粘膜型HPVといっています。粘膜型HPVは，性行為によって生殖器粘膜や外陰部皮膚に感染するため，生殖器HPVとも呼ばれることがあります。生殖器粘膜に感染しているHPVは原則的に性的接触（性行為）以外では感染することはありません。

HPVは皮膚，粘膜の重層扁平上皮に感染し，その生活環は上皮内のみで完結します。HPVのレセプターはヘパラン硫酸であり重層扁平上皮の基底膜に豊富に存在することから，基底細胞に最初に感染します。皮膚，粘膜に微細な傷がついて基底層付近に到達しないと感染が成立しないといわれています。ウイルス粒子を産生するために，ときにウイルス粒子を産生する増殖感染（proliferative infection）の状態になります。この状態ではウイルス遺伝子が盛んに発現しますが，どのウイルス遺伝子が発現するかは扁平上皮の分化（縦方向）に依存して変化します[1]。傍基底細胞では，E6，E7が発現し細胞の増殖を促進させます。中間層では，E1，E2がウイルスゲノムの複製を促します。表層近くになると，同時にウイルスキャプシドを形成する構造蛋白質L1，L2が発現し，L1/L2キャプシドがウイルスゲノムをパッケージングして新しいウイルス粒子が完成し，重層扁平上皮の剥離とともにウイルスは腟内に放出されます。HPVは粘膜上皮内から腟に向けて放出され，粘膜下や血管に感染・侵入することはありません。HPVでは必ずしもウイルス増殖状態が持続しないと考えられています。潜伏状態（潜伏感染）ではHPVはほとんど複製することなく数コピーで存在し，かつ感染細胞が分裂しても脱落しません。この過程で，HPVウイルス蛋白質を発現することはほとんどありません。しかしごくわずかに発現するE2によってウイルスDNAは宿主細胞のゲノムと結合し，細胞分裂時に一緒に分裂細胞に移動します。この仕組みによってHPVは粘膜基底層に存在し続けることができます。

2. 疫　学

尖圭コンジローマは，本邦では2000年以降，漸増傾向と思われます。本邦における尖圭コンジローマの罹患率は全年齢層では10万人対で約30人です。女性で多いのは20歳前後であり，男性では30歳以降であることから，若年女性が罹患しやすい疾患であることがうかがわれます（図2）。厚労省班研究〔研究代表者：熊本悦明氏，日本における性感染症（STD）サーベイランス〕の結果では，20歳前後の推定罹患数では，10万人対で100人以上といわれています[1]。HPV感染が関連する子宮頸癌の罹患数が10万人対で15人，罹患ピーク年齢の30歳前後でも10万人対で70人であることから，患者数としては子宮頸癌よりも尖圭コンジローマのほうが多いといえます。特に女性では，10歳台，20歳台にピークがあり，この年齢では圧倒的に女性が発症しています。20歳前後の世代で性器にイボができる

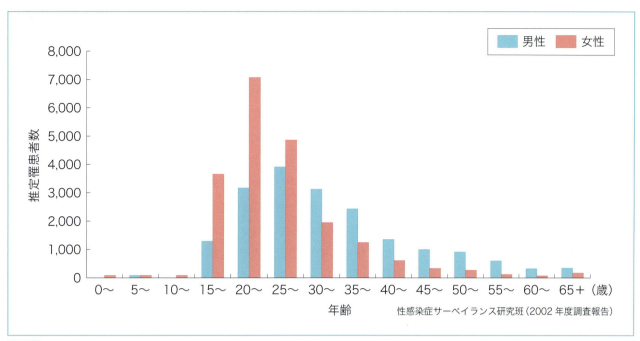

図2　尖圭コンジローマの罹患年齢分布（男女別）

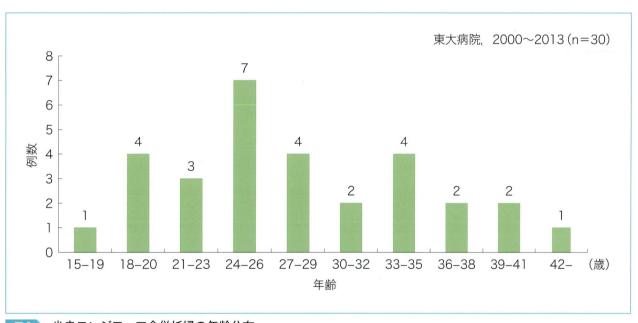

図3　尖圭コンジローマ合併妊婦の年齢分布

ことは精神的なストレスが大きいことが示されています[3]。心理的不安として，パートナーにうつす，再発を繰り返す，嫌悪感，などのストレスを3人に1人は受けています。

　さらに問題なのは，女性の場合にはその後に妊娠を控えていることです。妊娠によって不顕性感染であったHPV6/11型感染が活性化すると，妊娠を契機に尖圭コンジローマを発症します。事実，尖圭コンジローマ合併妊婦の年齢分布は20歳前後に集中しています。図3

第2章　尖圭コンジローマ

は東京大学病院産婦人科で管理・治療を行った30例のまとめです。全女性の疫学データと妊婦の疫学データが連動していると考えられます。しかも尖圭コンジローマが発見された妊娠週数は約90％が妊娠中期以降でした。つまり大部分は，妊娠前には尖圭コンジローマとは診断されていなかったことになります。HPV6/11に感染しますと1年以内に半数以上が尖圭コンジローマを発症するという算定がされています[4]。しかし，自然もしくは加療によって病変が消失してもHPV-DNAとしては残存している可能性が高く不顕性感染の状態となります。なぜなら，HPV6/11陽性者（感染者）のうち，尖圭コンジローマを発症している有病者は約25％にすぎないという疫学データがあります[5]。つまり尖圭コンジローマを発病していないHPV6/11の不顕性感染者が実際には尖圭コンジローマ罹患者の4倍いることになります。このような女性が妊娠すると尖圭コンジローマとして顕在化するわけです。後述するように尖圭コンジローマの病変を伴った状態で経腟分娩することは母子感染症のリスクとなることから，その管理について十分理解しておく必要があります。

性感染症における尖圭コンジローマ

厚労省の感染症動向調査による1999～2014年までの性感染症の年次推移をp.164（「性器ヘルペスの疫学」の項）に示しました。

性器クラミジア感染症，性器ヘルペスウイルス感染症，尖圭コンジローマ，淋菌感染症の4つの性感染症は2002年から減少傾向にありましたが，2009年以降は減少傾向はみられません。2014年1年間の女性の性感染症の定点報告数は22,821名で，尖圭コンジローマは2,342名（10.3％）でした。2015年3月の年齢分布をみますと，20～24歳がピークでその後減少し，40代以降の報告数はわずかです。

3. HPVワクチン〜予防法

性活動年齢に達する前の若年者にワクチンを接種してHPVの初感染を予防しようというものです。そして現在，全世界的に使われているHPVワクチンには，米国のMerck社のガーダシル®と欧州のGlaxo Smith Kline（GSK）社のサーバリックス®があります。いずれのワクチンもL1キャプシド蛋白質で粒子を模倣したウイルス様粒子 virus-like particle：VLP（p.207, 図1右）がワクチン抗原です。外観はウイルス粒子とほぼ同様の立体構造をしていますが中身は空で感染性はありません。複数のHPVタイプのVLPをカクテルにしたカクテルワクチンです。現在のHPVワクチンはHPV16, 18感染（サーバリックス®）もしくはHPV6, 11, 16, 18感染（ガーダシル®）を予防できます。HPV粒子に対する抗体は，同じタイプには強い中和活性を示しますが別のタイプには交差性はありません，あってもわずかです。そのため，どちらのHPVワクチンを接種しても，子宮頸癌のすべてが予防できるわけ

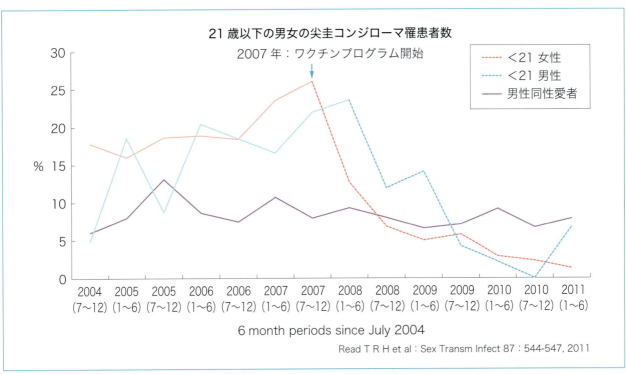

図4　豪州における4価HPVワクチンによる尖圭コンジローマ患者の減少

ではありません。日本の場合は子宮頸癌の60～70％ぐらいが予防対象となり，残りの30～40％はワクチン接種しても発症する可能性があります。尖圭コンジローマについてはHPV6型と，11型でほぼすべてであるため，ガーダシル®によって撲滅されると期待できます。

海外の多くの国では，HPVワクチン接種開始後たった3～4年ですでに尖圭コンジローマの発生率が減少してきていることが報告されはじめています。豪州では，国家プロジェクトとして2007年からガーダシル®（4価）の集団接種を12～13歳の学童女子に行い，さらに13～26歳の女性に2年間の無料接種キャンペーンを実施しました。これにより学童女子では80～90％，それ以降の女性も70％近い接種率に上りました。その結果，ワクチン接種対象となった21歳以下の女性で尖圭コンジローマ罹患者数が2007年から減少しはじめ，2011年にはほぼ根絶されています（図4）[7]。さらに約1年遅れて男性の罹患者も減少しました。男性にはHPVワクチンは接種されていないことから，女性罹患者が減少すれば男性罹患者も追随することがわかりました。日本国内でもHPVワクチンの接種率が一時期60％を越え，豪州に近いレベルに達していました。学童女子の接種率が50％前後の米国，カリフォルニア州でも若年女性の尖圭コンジローマ患者が減少してきたと報告されています[8]。国内でも接種率60％が持続すれば，近い将来尖圭コンジローマが撲滅された国になるでしょう。

2011年から国内すべての自治体でHPVワクチンによる公的助成が開始され，2013年からは定期接種化されています。対象は小6～高1の5学年です。しかしこのワクチンによる

副作用がマスコミを通じて報道され，厚労省も積極的には推奨しないという慎重な立場をとるようになり，現在接種者が激減していることは誠に残念です。諸外国で尖圭コンジローマや子宮頸部悪性病変患者が減少しているなか，わが国だけが取り残されるようになることは何とか避けたい思いです。

4. HPVによる母子感染症：若年性再発性呼吸器乳頭腫症（JORRP）

　HPVの母子感染症として頻度的に最も問題となるのは，若年性再発性呼吸器乳頭腫症（Juvenile-onset recurrent respiratory papillomatosis；JORRP）です。このことは，米国のCDC勧告でも述べられています[9]。JORRPは，小児の良性咽頭・喉頭腫瘍の中では最も多い疾患で，小児の嗄声の原因の第2位です[10]。耳鼻咽喉科領域の疾患であるため，産婦人科はもちろん小児科でもあまり聞き慣れない疾患で，分娩時のHPV6/11母子感染が原因です。呼吸器乳頭腫症（RRP）は成人型と若年型がありますが，14歳位までに発症するものを若年性としています。JORRPに関しては米国から多くの報告がありますが，それらによると年間の発症数は2,000〜2,500例で，そのうち60%程度の症例の母親が尖圭コンジローマの既往を持ちHPVの母子感染によると考えられていて，残り40%の多くは小児の性的虐待による感染と考えられています[10]。いずれの場合でも，JORRPの病変からはほぼ100% HPV6/11型が検出されています。

　図5は2歳7カ月の男児で嗄声を主訴として来院したJORRPの症例です。喉頭内視鏡で声門に乳頭腫の著明な増殖を認めます。この乳頭腫よりHPV-11を検出しています。

　JORRPの本態は，気道粘膜にびまん性に形成される良性乳頭腫です。喉頭・咽頭・気管支・細気管支に至るまでのどの気道粘膜にも発生し得ます。この疾患の最も厄介な点は再発

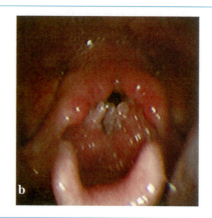

図5　JORRPの喉頭内視鏡所見（福岩達哉，川畠雅樹，黒野祐一：再発性気道乳頭腫に対するマイクロデブリッダーの使用経験．JOHNES 24：1083，2008より写真・症例を転載）

することで，いくらとっても再発してしまいます。声帯も含めた喉頭が最も好発する部位で，96％の症例で乳頭腫が観察されます。そのため，嗄声が初発症状になることが多いのですが，形成される乳頭腫の数，場所，範囲によっては気道閉塞を起こし致死的となります。若年で発症するほど治療に抵抗性で，かつ症状も重篤であり，予後不良です。診断は気管支鏡下に生検することで確定しますがHPV-DNAの検出も補助となります。

治療は，外科的切除が基本となります[10)12)]。気管支鏡下に切除する方法が合併症も少なく有用とされています。その他，レーザー蒸散もあり得ますが，蒸散した周辺のやけどが瘢痕化するため，合併症が問題となります。レーザーを含めた外科的切除を繰り返す結果，気道狭窄をきたし，気管切開を置かないといけなくなる場合もあります。細気管支のレベルまで広がっている場合は，開胸による肺の区域切除も考慮されます。JORRPの診断を受けた小児の多くは年間4～6回の手術を要し，生涯に必要な手術回数は中央値13回といわれています[10)]。

最も大規模な疫学研究では，尖圭コンジローマ合併妊婦から生まれた児がJORRPを発症する頻度は1,000人に6.9人（145人に1人：0.7％）という報告がされています[13)]。これはデンマークの調査結果で，尖圭コンジローマがない妊婦からのJORRPの発生率が1,000人に0.03人であることから，相対リスク比は231倍となります。一方，尖圭コンジローマがあり，かつ経腟分娩により生まれた児がJORRPを発症する頻度は400人に1人という報告があります[14)]。また，尖圭コンジローマが現存しないもののその既往がある妊婦から生まれた児では，JORRPを発症する頻度は1,000人に1人という報告もあります[15)]。

上述のデータから考えると肉眼的病変が存在する症候性の場合は，肉眼的な病変がない不顕性の場合よりも，JORRP発症のリスクが3～7倍高くなります。尖圭コンジローマの病変が腟内にある方が外陰部にあるよりも，経腟分娩の方が帝王切開分娩よりも，JORRPのリスクが高い可能性があります[10)]。多量のウイルスを排出する尖圭コンジローマ病変を治療によって消失させることが，児が曝露されるウイルス量を減らすことになり，母子感染予防には重要です。

JORRPは発症した場合には難治性であり，ときに致死的もしくは後遺症を残すことになります。145人中1人というJORRPの頻度は無視できない頻度です。この母子感染症を予防するために妊娠中，分娩時の尖圭コンジローマ合併妊婦の管理は大きな意味を持ちます。

5. 尖圭コンジローマ合併妊娠の管理

上述のデータからもわかるように，肉眼的病変が子宮腟部，腟壁，外陰に存在する症候性の場合は，肉眼的な病変がない不顕性の場合よりもJORRP発症のリスクが高くなります。すなわち，HPV6/11がわずかに存在していても母子感染のリスクにはなりません。多量の

ウイルスを排出する肉眼的病変が消失していることが母子感染予防には重要であると考えられます。しかも尖圭コンジローマの病変が，産道そのものである腟内にあるほうが外陰部にあるよりもハイリスクです。さらには，帝王切開分娩を行ったとしても分娩以前に前期破水によって腟内と子宮内が交通していると，ウイルスが子宮内に混入する危険性があり，母子感染のリスクは軽減できない可能性があります。

　産道感染のリスクを少しでも減少させるために，分娩の直前に肉眼的病変をすべて除去することを目指します。ただし，肉眼的病変がなくてもHPVが消失したというわけではないので，母子感染を完全に否定できるわけではないことに留意します。妊婦の尖圭コンジローマの除去には，レーザー蒸散を行うのが最も良いとされていますが[16]，液体窒素による凍結療法や電気焼灼も可能です。5％イミキモドクリーム（ベセルナクリーム®）は，妊婦では慎重投与となっていますが，免疫賦活剤であることを考えると有益性に関わらず，避けるべき薬物であると考えられます。ポドフィリン・5-FU軟膏・ブレオマイシン軟膏などはいずれも妊婦の使用は禁忌となっています。

　分娩時に産道に病変が存在する場合でも，母子感染による児の発症頻度が低いこと，帝王切開してもJORRPが発症し得ること，などの理由から帝王切開分娩を選択する意義は乏しいという考え方もあります。しかし，尖圭コンジローマ合併妊婦から出生した児のJORRPのリスクが1/145であることを考えると，産道に病変が存在する場合は母子感染症のリスクを下げる方法として帝王切開分娩を選択することは許容されると考えられます。一方，分娩時に腟内を埋めつくすような尖圭コンジローマが存在する場合には帝王切開分娩にするほうが望ましいでしょう。このような場合は経腟分娩を行うと母子感染症のハイリスク群となるだけではなく，尖圭コンジローマが経腟分娩によってちぎれて大出血することを未然に防ぐという側面もあるからです。産後に母体の尖圭コンジローマが自然治癒することはしばしば経験しますが，逆に分娩時病変が消失していても再発の可能性もあるので，念のためフォローする必要があります。

文献

1) 熊本悦明ほか：日本における性感染症（STD）サーベイランス—2001年度調査報告—．日本性感染症学会誌 13：147-167, 2002
2) 日本性感染症学会：尖圭コンジローマ．性感染症 診断・治療ガイドライン2011, 日本性感染症学会誌 22(1) Supp：70-73, 2011
3) Maw RD, Retiano M, Roy M：An international survey of patients with genital warts：perceptions regarding treatment and impact on lifestyle. Int J STD AIDS 9：571-578, 1998
4) Gillison ML, Chaturvedi AK, Lowy DR：HPV prophylactic vaccine and the potential prevention of noncervical cancers in both men and women. Cancer 113：3036-3046, 2008
5) Mao C, Hughes JP, Kiviat N, Kuypers J, Lee SK, Adam DE, Koutsky LA：Clinical findings among young women with genital human papillomavirus infection. Am J Obstet Gynecol 188：677-684, 2003
6) Kjaer SK et al：A pooled analysis of continued prophylactic efficacy of quadrivalent human papillomavirus (types 6/11/16/18) vaccine against high-grade cervical and external genital lesions. Cancer Prev Res 2：868-878, 2009

7) Donovan B, et al：Quadrivalent human papillomavirus vaccination and trends in genital warts in Australia：analysis of national sentinel surveillance data. Lancet Infect Dis DOI：10.1016/S1473-3099(10)70225-5, 2010
8) Bauer HM, Wright G, Chow J：Evidence of human papillomavirus vaccine effectiveness in reducing genital warts：an analysis of California public family planning administrative claims data, 2007-2010. Am J Public Health 102：833-835, 2012
9) Workowski KA, Berman S：Sexually transmitted diseases treatment guidelines, 2010. MMWR Recomm Rep 59：1-110, 2010
10) Kimberlin DW：Current status of antiviral therapy for juvenile-onset recurrent respiratory papillomatosis. Antiviral Res 63：141-151, 2004
11) 福岩達哉，川畠雅樹，黒野祐一：再発性気道乳頭腫に対するマイクロデブリッダーの使用経験. JOHNES 24：1083, 2008
12) Reeves WC et al：National registry for juvenile-onset recurrent respiratory papillomatosis. Arch Otolaryngol Head Neck Surg 129：976-982, 2003
13) Shah KV A case for immunization of HPV6/11-infected pregnant women with the quadrivalent HPV vaccine to prevent juvenile-onset laryngeal papilloma, J Infect Dis 209：1307-1309, 2014
14) Larson DA, Derkay CS：Epidemiology of recurrent respiratory papillomatosis. APMIS 118：450-454, 2010
15) Silverberg MJ, Thorsen P, Lindeberg H et al：Condyloma in pregnancy is strongly predictive of juvenile-onset recurrent respiratory papillomatosis. Obstet Gynecol 101：645-652, 2003
16) Adelson MD et al：Laser vaporization of genital condylomata in pregnancy. J Gynecol Surg 6：257-262, 1990

コラム　HPV治療ワクチン

　感染者に対する治療的なワクチンはまだ実用化されていません。CIN3以上の患者を対象とした治療的ワクチンは，これまでに7つのワクチン抗原で臨床試験まで進んでいます。これらの治療的ワクチンでは，いずれもE6, E7というウイルス由来の癌蛋白質をターゲットにしています。CIN3ではE6, E7遺伝子が高発現するため，標的になりやすいと考えられます。しかし子宮頸部病変に対する治療的な有効性が示された報告はいまだにありません。CIN病変は粘膜病変であって，粘膜病変を排除するのは，粘膜型リンパ球です。筆者は，これまでの治療的ワクチンはいずれも全身性（末梢血）の細胞性免疫を誘導するタイプであったために，それによって誘導された細胞傷害性T細胞（CTL）が粘膜型ではなく，子宮頸部に届かなかったのではないかと推察しています。

　粘膜に所属するリンパ球は，「粘膜リンパ球」と呼ばれ，気道粘膜・消化管粘膜・生殖器粘膜といった全身の粘膜に特異的に所属し，しかもこれらの粘膜間でネットワークを形成しています。子宮頸部粘膜には粘膜免疫誘導組織がないため，腸管の誘導組織であるパイエル板に獲得免疫を委ねています。そこで，筆者らはE7のワクチンを経腸管投与し，パイエル板を直接刺激して，粘膜型のE7-CTLを誘導しようと考えています（図6）。その根拠として，筆者らは腸管由来の粘膜リンパ球のマーカーであるIntegrin β7が陽性であるIntegrin・7陽性リンパ球がヒトの子宮頸部粘膜にも帰巣していることを見いだしました（「ホーミング」といいます（Kojima S, Kawana K, Fujii T et al：Characterization of gut-derived intraepithelial lymphocyte (IEL) residing in human papilloma virus (HPV) -infected intraepithelial neoplastic lesions. Am J Reproductive Immunology 66：435-443, 2011）。さらに，腸管に強いワクチンを到達させるために，食経験のある乳酸菌，Lactobacillus caseiにE7を乗せたワクチンを経口投与させる戦略を考えました。動物実験では，腸管粘膜に強いE7に対するIFNγ産生T細胞が誘導されることがわかり，この一部は子宮頸部粘膜に帰巣し，粘膜固有のE7が発現している細胞に対して細胞傷害活性を発揮すると想定しています。現在，筆者らは当該施設において臨床試験を行っており，HPV16陽性子宮頸部上皮内癌に対する乳酸菌HPVワクチンの治療効果を検討しています。子宮頸部上皮内癌の退縮例もあり，今後本疾患初の治療薬の開発が期待されます。

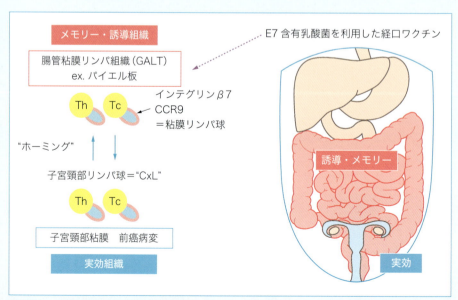

図6　子宮頸部の粘膜免疫の誘導システム　Th：ヘルパーT細胞，Tc：細胞傷害性T細胞

第3章
外陰帯状疱疹

第3章 外陰帯状疱疹

入門編

はじめに

　外陰の水疱性疾患で性器ヘルペスとしばしば混同されるものに外陰帯状疱疹があります。本疾患は比較的稀ではありますが，性器ヘルペスと異なる臨床経過や予後を示すので正確に区別する必要があります。英語では"Herpes zoster"といわれ，Herpesという語が付いているため混同されやすいのですが，性器ヘルペスの原因である単純ヘルペスウイルス（Herpes simplex virus；HSV）とは全く異なる水痘・帯状疱疹ウイルス（Varicella zoster virus；VZV）の感染によって発症します。

1. 臨床症状

　帯状疱疹の一般的な経過を図1に示します[1]。前駆症状として片側の神経分布領域に一致して神経痛様の疼痛，知覚異常あるいは掻痒感が数日から1週間続きやがて紅斑が出現します。数日後に紅斑上に集簇して，疼痛のある小水疱が出現します。この際，帯状疱疹に特徴的なことは「病変が片側性に脳脊髄支配領域に沿って帯状に出現することと，中心線を越え

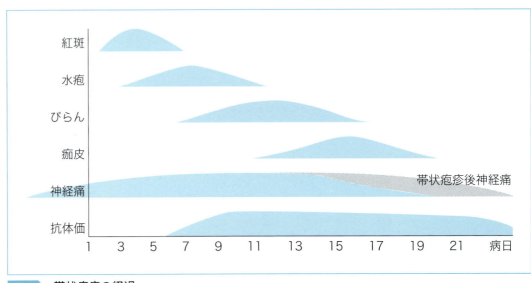

図1　帯状疱疹の経過

ないこと」です。これらの症状は本症を診断する際の有力な手がかりになります。

水疱は間もなく混濁して，後に痂皮を形成した後，乾燥して治癒します。神経痛様の疼痛は，発疹の出現する前から治癒まで続きますが，この疼痛の強いことが性器ヘルペスと異なる点です。神経痛はときに発疹の消失した後も続き（帯状疱疹後神経痛），頑固でこれに悩まされることがあります。帯状疱疹の発症部位は胸髄領域がもっとも多く，次いで頸髄や三叉神経第一枝領域が多いのですが，外陰に関係する仙髄の支配する領域（S2-4）は比較的少ないとされています。

局所のリンパ節腫脹がみられることが多いようです。一般的には 2～3 週間の経過で治癒しますが，抗ウイルス薬の投与により短縮できます。

2. 診 断

臨床診断が大切です。
① S2-4 の神経支配領域の皮膚・粘膜に，片側性の紅暈を伴った小水疱や膿疱が出現し体の中心線を越えないことが特徴です。
② 神経痛様の疼痛を伴うことが多いです。

3. 臨床検査

(1) 蛍光抗体法
病変部の擦過細胞を蛍光標識抗 VZV マウスモノクローナルを用いて染色し，VZV 抗原を検出します。

(2) 血清抗体の測定
血清抗体は補体結合抗体や EIA 法により VZV-IgG 抗体を測定し，初診時と 2 週間後のペア血清で抗体価の有意な上昇を認めれば確実です。

(3) 治療
抗水痘帯状疱疹ウイルス薬を投与し，ウイルスの増殖を抑え，皮膚病変を速やかに治癒させ疼痛を軽減させ帯状疱疹後神経痛を残さないようにすることが重要です。早期から抗ウイルス薬を投与することが大切です。重症例では，点滴治療を行います。治療例を表 1 に示します[2]。

表1 帯状疱疹の治療法

① 軽〜中等症例：下記のいずれかを用いる
a) ファムビル（250mg）1日6錠，分3，7日間
b) バルトレックス（500mg）1日6錠，分3，7日間

② 重症例，合併症を疑う例：下記のいずれを用いる
a) ゾビラックス注（250mg）1回5mg/kg，1日3回点滴静注，7日間
b) アラセナ-A注（300mg）1回5-10mg/kg，1日1回点滴静注，5日間

③ 局所療法（びらん・潰瘍部）：下記の薬剤を症状に応じて適宜使用する
a) 白色ワセリン1日1回患部に塗布，病変保護を目的に
b) テラジアパスタ軟膏1日1回患部に塗布，びらん・潰瘍を伴う病変に

④ 急性期疼痛の管理
　カロナール錠（200mg）1日3〜4回，適宜増減

⑤ 帯状疱疹後神経痛：下記を単剤，あるいは組み合わせて使用する
a) ノイロトロピン錠1日4錠，分2
b) リリカカプセル（25・75mg）1回1〜2カプセル，1日1〜2回，徐々に増量 最大600mgまで
c) トリプタノール錠（10mg）1回1〜6錠，1日1回，徐々に増量
d) トラムセット配合錠1回1錠，1日1回，徐々に増量 最大1日8錠

（渡辺大輔：帯状疱疹．今日の治療指針2016年版〔ポケット判〕，医学書院，2016，pp1259より一部抜粋，作表）

第3章 外陰帯状疱疹

臨床所見 | 外陰帯状疱疹

> 外陰帯状疱疹の臨床症状の特徴は，紅斑と紅斑上に集簇に出現する小水疱とこれが膿疱に変化し，いずれ痂皮になって治癒する点と病変が右あるいは左の片側の神経分布領域に発症し，中心線を越えない点です。

症例1

右側の小陰唇，大腿から会陰にかけて小さい紅斑が散在性に多発している。左側には全く病変がみられない（図）。

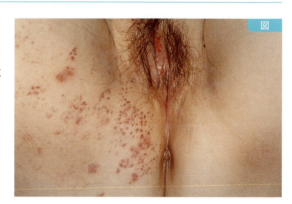

症例2

右側の大陰唇と肛囲に紅斑上に水疱がみられ，一部にびらんや痂皮がみられる（図a, b）。左側には全く病変がみられない。これらの病変からの単純ヘルペスウイルスの分離は陰性であった。

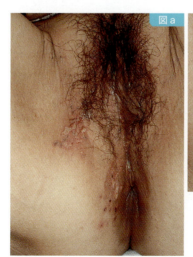
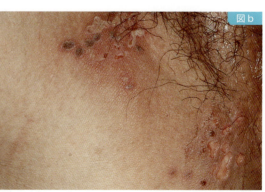

症例 3

右の大陰唇に紅斑を伴った水疱が 10 個みられる。発症して比較的初期の病変である（図 a）。アラセナ軟膏により治癒した（図 b）。左には病変が全くみられない。

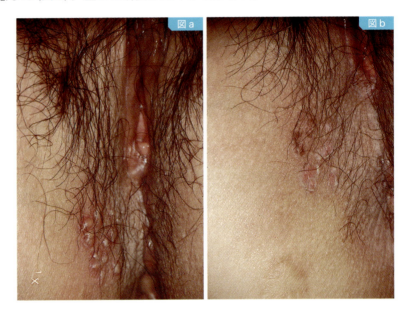

症例 4

50 歳代。右の肛囲に紅斑上に水疱が集簇に発症している（図 a, b）。右の鼠径リンパ節が腫脹し，圧痛がある。左側には病変はない。性器ヘルペス様にみえるが単純ヘルペスウイルスの分離は陰性であった。

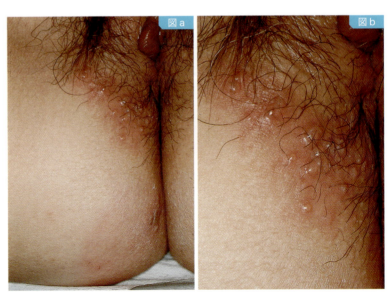

症例5

60歳代。3日前より発熱。左の大陰唇から会陰・肛囲にかけて紅斑上に水疱が多発し，一部血疱状になっている（図a～c）。右側には病変はない。

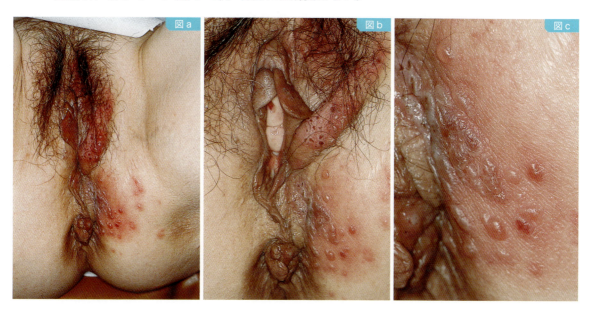

第3章　外陰帯状疱疹

症例6

30歳代。外陰ヘルペスという診断で紹介された。すでに硼酸亜鉛華軟膏を塗布してあるため大陰唇が白っぽくなっている。左の大陰唇，大腿の脚のつけ根，臀部にかけて紅斑上に膿疱が集簇性にみられる（図a, b）。左小陰唇の外側にびらんもみられる。左の鼠径リンパ節が腫脹し圧痛を認めた。右側には全く病変はみられない。単純ヘルペスの分離は陰性であった。

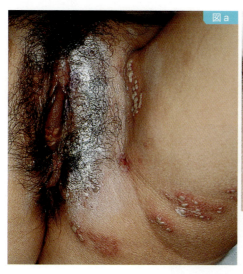
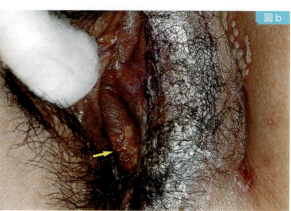

症例 7

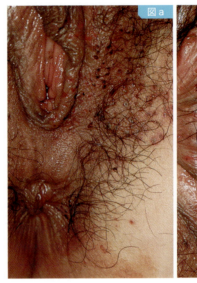
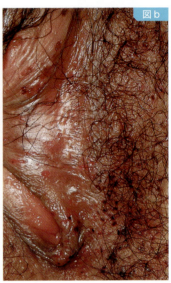

20歳代。7日前より左の鼠径リンパ節が自発痛があり，2日後に左の外陰に水疱が出現し，外陰痛が強くなり前日は40℃の発熱があった。近医で性器ヘルペスといわれた。左の小陰唇から大陰唇にかけて紅暈を伴った0.5～1 mm程度の小さい水疱が多発している（図a）。小陰唇の粘膜にはびらんが散在し，一見性器ヘルペス様にみえる（図b）。左の鼠径リンパ節に腫脹・圧痛がある。アラセナ軟膏により7日間で治癒した。単純ヘルペスウイルスの分離は陰性であった。

症例 8

外陰の右側に広い紅斑があり中に水疱が集簇性にみられる。右の大陰唇から会陰にかけて膿疱になっている（図a, b）。左側には病変は全くみられない。水疱を破って細胞を擦過し，VZVに対する蛍光標識マウスモノクローナル抗体でVZV特異抗原を検出した（図c）。

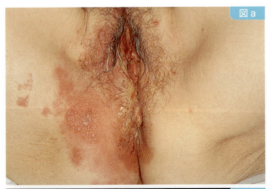
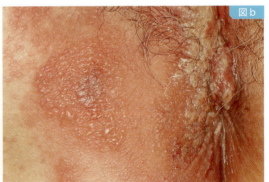
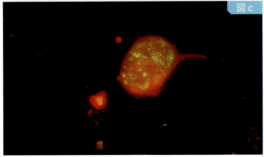

症例9

60歳代。約1カ月前から左臀部に搔痒感があった。左の鼠径リンパ節に痛みが出現した。左側の大陰唇の外側に紅斑を伴った水疱が2～3個みられる。特に左の臀部に紅斑があり，その上に水疱が多発している（図a, b）。左の鼠径リンパ節に腫脹・圧痛がみられた。蛍光抗体法によりVZV抗原が陽性であり，HSV抗原は陰性であった。バルトレックス500 mg 6錠分3，7日間投与した。3日目には紅斑が消退し，一部痂皮化がみられる（図c）。約2週間で治癒した。

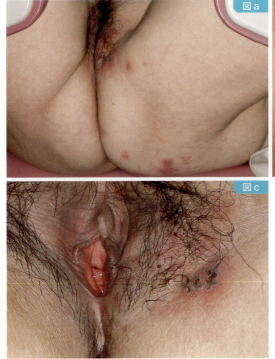
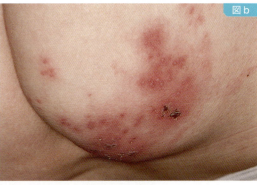

第3章 外陰帯状疱疹

症例10

70歳代。外陰の異和感のため来院。左側の大陰唇に紅斑上に数個の痂皮化した水疱がみられる（図）。水疱から採取した細胞にVZV特異抗原が検出された。

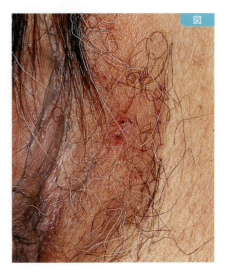

症例11

左の大小陰唇に紅斑上に水疱から膿疱がみられ，やや離れて左の大腿のつけ根に集簇性に水疱がみられる。さらに左の臀部にかけて広範囲に紅斑がみられる（図a～d）。左の小陰の内側にはびらんもみられる（図e）。ゾビラックス投与により第10病日にはかなり軽快した（図f）。第15病日にはほぼ治癒した（図g）。

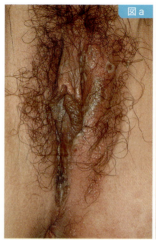
図a

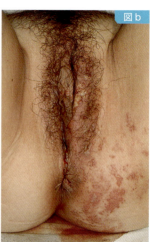
図b

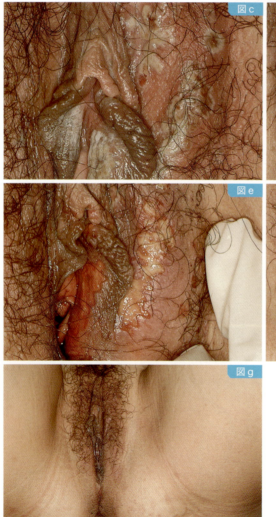
図c 図e 図g

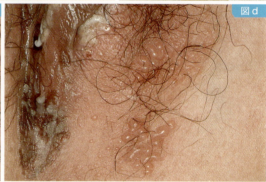
図d

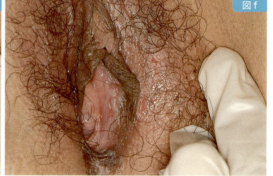
図f

症例 12

20歳代。外陰痛が出現してから5日目に40℃の発熱があり，左の鼠径リンパ節が腫大し圧痛があった。発疹は左の大陰唇に紅斑上に小水疱，血疱，痂皮などの病変が多発している（図a, b）。右側は全く異常はない。他医にて性器ヘルペスと診断されて紹介された症例である。VZV抗体は急性期・回復期ともに128倍で変化はなかった。3％アラセナ軟膏の塗布で12日程度で治癒した。

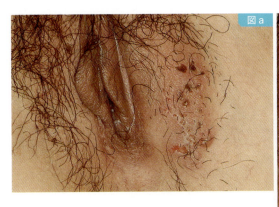
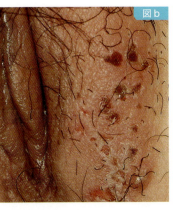

症例 13

外陰の右側に比較的大きい水疱，紅暈を伴った水疱や（図a），右の大小陰唇にびらん（図b），さらに肛門の右にもびらん（図c）など，右側に限定して多彩の病変がみられている。

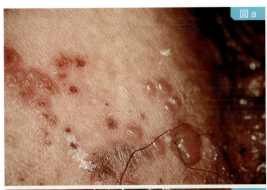
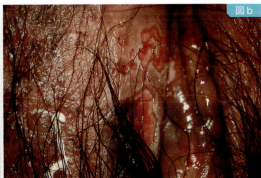
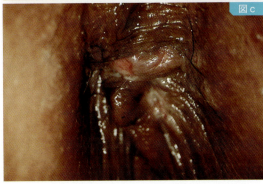

症例 14

左臀部に紅暈のある水疱が集簇性にみられる（図a, b）。5日後には膿疱になり（図c），10日後には紅色丘疹となり痂皮化しはじめている（図d）。

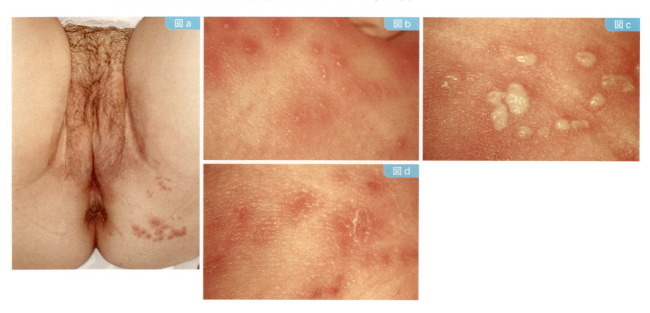

症例 15

右の小陰唇から大陰唇にかけて3個のびらん，右の臀部に紅斑が5個みられる（図a, b）。腟壁に紅斑が多発している（図c）。これが帯状疱疹によるものかどうかは不明であるが，口腔や膀胱に粘膜疹が出現することが知られているので，帯状疱疹によるものかもしれない。ゾビラックスの投与で第5病日には一部痂皮を残してほぼ治癒した（図d）。

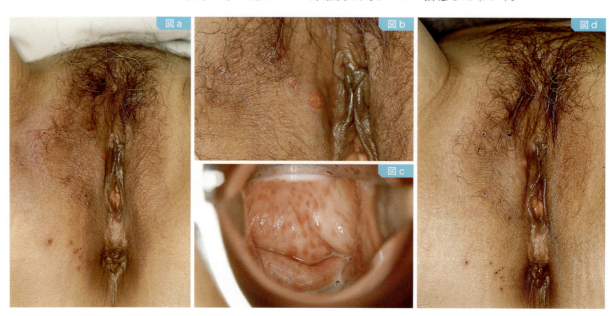

症例16

左の大腿後面に広範な紅斑とその上に水疱が集簇性に多発した重症例である（図 a, b）。ゾビラックス点滴により治療した。4日後の状況で水疱が膿疱となっている（図 c, d）。

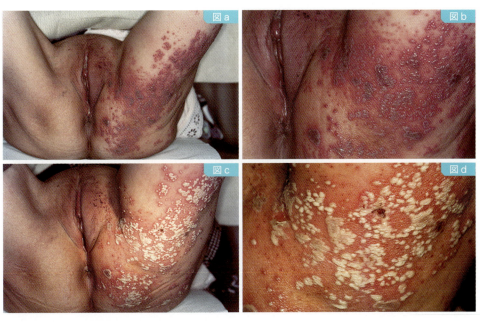

症例17

右側の大小陰唇に潰瘍が多発し，性器ヘルペスに酷似している（図 a, b）。右の会陰から肛門にかけて紅暈を伴った水疱と痂皮化した病変がみられる（図 c, d）。単純ヘルペスウイルスの分離は陰性であった。

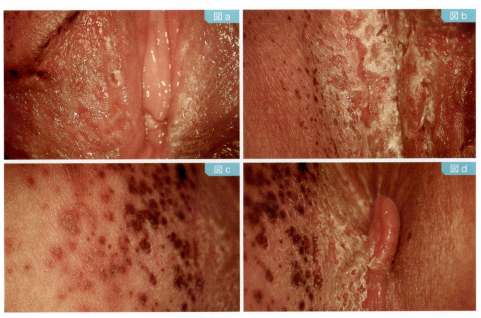

第3章　外陰帯状疱疹

基　礎

1. 感染病理

　水痘・帯状疱疹ウイルス（Varicella zoster virus；VZV）は，ヘルペスウイルス科に属し，単純ヘルペスウイルスと近い関係にあります。両者のよく似ている点はどちらも脊髄神経後根神経節に潜伏感染すること，免疫抑制などにより再活性化されて病変を形成すること，どちらも水疱性病変を形成することなどです。これらのことから両者もヘルペスウイルス科の中のα-ヘルペスウイルス亜科に分類されています。

　VZVは，初めて感染すると水痘（Varicella）を発症します。VZVは神経線維を伝わって，またはT細胞を介して脊髄神経あるいは脳神経の知覚神経節の外套細胞に潜伏し，これが数年～数十年経た後に再活性化されて免疫抑制状態になると発症するのが帯状疱疹です。

　単純ヘルペスウイルスは，知覚神経節の神経細胞に潜伏する点が水痘・帯状疱疹ウイルスと異なります。また性器ヘルペスは何回も再発をくり返しますが帯状疱疹は，再発することは稀です。

2. 診　断

　臨床的な症状（神経支配領域に一側性で中心線を越えない紅斑，水疱，びらん，痂皮などの出現）が診断の重要なポイントです。

3. 臨床検査

　臨床検査としては病変から採取した塗抹細胞にVZV抗原を蛍光抗体法で検出する病原診断が確実です。

　擦過細胞を採集するには，水疱や膿疱の場合はピンセットで水疱蓋をはがして無蛍光スライドグラスに塗抹するか，水疱底を綿棒で擦過したものをスライドガラスに塗抹します。潰

瘍の場合も潰瘍底を擦過し細胞を採集することが大切です。単純ヘルペスウイルス感染との鑑別のためにスライドガラスの3カ所に塗抹しておきます。塗抹標本にVZVに対する蛍光標識マウスモノクローナル抗体を染色し，蛍光顕微鏡で観察します。陽性の場合は細胞内にアップルグリーンの特異蛍光がみられます（症例8 図c, p.224）。同時に残りの2カ所には単純ヘルペスウイルス1型と2型の蛍光標識マウスモノクローナル抗体で染色して鑑別します。

　血清診断ですが，ペア血清で抗体価の有意上昇がみられれば診断的意義は高いのですが，病期が進むと抗体は上昇してしまっているためペア血清で有意の上昇を確認できません。また，帯状疱疹はVZVの初感染ではありませんのでIgM抗体は検出されず，診断には使えません。

　補体結合反応を用いる時，注意しなければならないことは，過去に単純ヘルペスウイルスに感染している場合は，VZVに感染すると単純ヘルペスウイルス抗体も上昇してしまうことがあり単純ヘルペスウイルスの感染と誤診することがありますので，確定診断には十分注意する必要があります。

4. 妊娠合併帯状疱疹の管理

　妊娠中にVZVの初感染である水痘に罹患した場合，妊娠13～20週では2％，妊娠13週以前では0.4％に先天性水痘症候群（Congenital varicella syndrome）児を出生したが妊娠中の帯状疱疹罹患妊婦からは1例も先天性水痘症候群児は生まれなかったという報告があります[4]。水痘はVZVの初感染であるためウイルス血症を生じ，経胎盤感染が容易に起こりますが，帯状疱疹は神経に潜伏感染しているVZVの再活性化により発症し，血中抗体が陽性なのでおそらくウイルス血症を生じることはないからではないかと考えています。帯状疱疹が外陰に発症すること自体が稀でありますので，多数例の外陰帯状疱疹合併妊娠についての報告はありません。

文献
1) 高橋理明，新村眞人編：水痘・帯状疱疹．メディカルトリビューン，p27-36, 1987
2) 渡辺大輔：帯状疱疹．今日の治療指針2016年版〔ポケット判〕，医学書院，p.1259, 2016
3) 新村眞人，本田まりこ，峰咲幸哲，松尾光馬：帯状疱疹．ヘルペスカラーアトラス，臨床医薬研究会，2003
4) Enders G, Miller E, Cradock-Watson, Bolley I, Ridehalgh M：Consequences of varicella and herpes zoster in pregnancy：prospective study of 1739 cases, Lancet 343：1547-1550, 1994

第4章
性器伝染性軟属腫
(Molluscum Contagiosum)

第4章　性器伝染性軟属腫 (Molluscum Contagiosum)

入門編

はじめに

　伝染性軟属腫は伝染性軟属腫ウイルス (Molluscum contagiosum virus；MCV) の感染によって発症します。ミズイボとも呼ばれ，小児に好発するウイルス性皮膚疾患です。

　最近では性感染症として注目されてきています。尖圭コンジローマや性器ヘルペスと誤診されることがありますが，全く違う疾患です。

1. 臨床症状

　最初は小さい丘疹で始まり数週間で3～5 mm に成長し，時に 10～15 mm にもなります。多くの患者は無症候ですが時に搔痒感を訴えます。

　中心臍窩のあるドーム状腫瘍で，表面は平滑で，蝋様光沢があり，ピンセットでつまむと乳白色の粥状物質が圧出されることが特徴です (図1～6)。

　小児の場合は好発部位は躯幹で，特に腋窩やその周囲に多いのですが，性器の伝染性軟属腫は外陰部，大腿，鼠蹊部，恥丘部，臀部などの陰毛生育部を中心に発症します。

　自家接種し，散在性ないしは集簇性にみられることがあります。

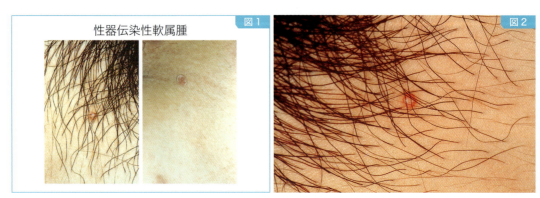

図1　性器伝染性軟属腫

図2

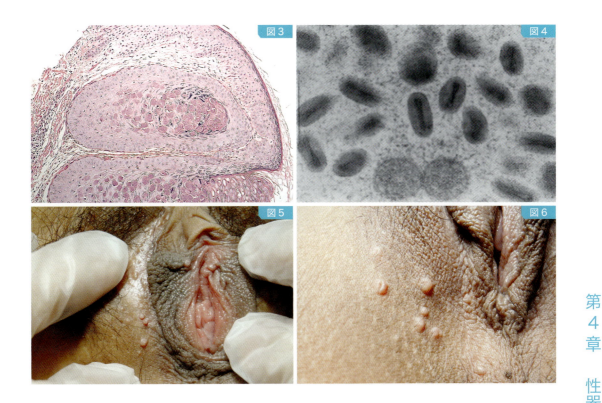

2. 診 断

　中心臍窩のある特徴的な5mm以内の小さい腫瘍で，ピンセットなどで圧出すると乳白色の粥状またはチーズ状の物質が出てくることで診断できます。大きくなると有茎性の発育もみられます。

　時に，病理組織で特徴的な好酸性のmolluscum小体を証明してはじめて診断できることもあります（図3, 4）。

　諸外国ではMCV抗原検出，MCV-DNA検出などの病原診断や血清診断などが開発されています。ただし血清診断はELISA法でも感染者の77％しか陽性にならないということです。

　鑑別診断としては，尖圭コンジローマ，扁平疣贅，性器ヘルペス，母斑，表皮嚢胞，神経線維腫，汗管腫，などがあります。

3. 治 療

　もともとは自然治癒する疾患なので必ずしも治療の必要はありませんが，伝染性軟属腫は終生免疫が得られず自然治癒までに数カ月から数年を要し，美容上や他者への感染防止の意

味もあり治療します。以下の治療法が行われます[1]。
①ピンセットで一つ一つ摘んでとる
②40％硝酸銀液，10〜20％グルタールなどの腐食剤の塗布
③液体チッ素による凍結療法や電気メスによる破壊
④大きい場合は局麻下の切除やレーザー蒸散
⑤5％イミキモドクリーム，週3回，塗布が有効であったとの報告があります

図1〜4：東京慈恵会医科大学皮膚科　新村眞人名誉教授のご提供による
図5,6：宮本町中央診療所　尾上泰彦院長のご提供による

第4章　性器伝染性軟属腫（Molluscum Contagiosum）

基　礎

1. ウイルスについて

　原因ウイルスは，ポックスウイルス科ポックスウイルス属伝染性軟属腫ウイルス（Molluscum contagiosum virus；MCV）です。MCVにはMCV-1とMCV-2の2種類があります[2]。天然痘ウイルスに近く，一部に相同性も知られていますが免疫学的な交差はなく種痘を接種したからといって伝染性軟属腫の感染を免れるわけではありません。

　潜伏期は平均2～3カ月（2週間～6カ月）と推定され，主にヒトからヒトへと直接感染しますが，タオルやバススポンジなどを介して間接的にも感染します[3]。毛包から感染し，細胞質内で増殖してmolluscum小体と呼ばれる封入体を形成します。したがって，毛のない手掌や足底などにはほとんどみられません。オーストラリアの研究では感染者は加齢とともに増加し，50歳以上では39％に抗体が検出されるとのことです。

2. 予　後

　終生免疫は得られず15～35％に再発がみられるといわれています。また再感染も認められています。

　本症は，乾燥肌のものに多く白色ワセリンなどの保湿剤だけでも治癒することがあります。入浴後に保湿剤の外用を行い皮膚の清潔と保湿を行うことが勧められています。

　他人への感染予防のため，肌と肌が触れ合うことを禁じ，タオルは患者専用とします。

　MCVは50℃で直ちに失活するので患者の衣類などは熱湯消毒が勧められます。

　妊娠中に性器伝染性軟属腫を発症しても，母子感染はなかったとの報告があります。

文献
1) 日本性感染症学会：性器伝染性軟属腫．日本性感染症学会ガイドライン 2011，p74-76
2) Kaufman RE, Faro S, Brown D：Molluscum Contagiosum in「Benign diseases of the vulva and vagina」5th eds Elsevier Mosby, pp123-125, 2005
3) Douglas JM：Molluscum Contagiosum in「Sexually Transmitted Diseases」4th eds by Holmes KK et al, McGraw-Hill Medical, 2008, pp545-552

第5章
子宮頸部と腟の
ウイルス感染

第5章　子宮頸部と腟のウイルス感染

入門編

　子宮頸部のウイルス感染は，それによってもたらされる病変の治療という立場だけではなく，性交における感染源となることや，産道感染による母子感染の重要なリスク因子となるなどの重要な意味を持っています。

　単純ヘルペスウイルスやヒトパピローマウイルスのように子宮頸部に感染し病変を形成することもありますが，子宮頸管からは，様々なウイルスが病変を形成することなく検出されたり分離されたりします。この現象は「分泌」あるいは「排泄」，英語ではsheddingなどと表現されています。sheddingの機序については不明な点が多いのが現状です。

　子宮頸部からのウイルスの検出は，感染性のあるウイルス粒子そのものが検出される場合とウイルスのかけらであるDNAのみが核酸増幅法によって検出される場合があります。前者と後者では臨床的な意義は異なりますし，おそらく機序にも違いがあると思われます。前者では病変を形成したり，感染源となり得ますので臨床的には大きな意味があります。た

表1　子宮頸部や腟から検出されるウイルスの臨床的分類

1) 子宮頸部や腟に病変を形成する
単純ヘルペスウイルス1型・2型 ヒトパピローマウイルス6型，11型，16型，18型など
2) 子宮頸部に病変は形成しないが感染源となり得るウイルス
単純ヘルペスウイルス1型・2型 ヒトパピローマウイルス6型，11型，16型，18型など ヒト免疫不全ウイルス サイトメガロウイルス B型肝炎ウイルス ヒトTリンパ球向性ウイルス
3) 子宮頸部や腟に分泌(排泄)されるが感染性は低いウイルス
EBウイルス ヒトヘルペスウイルス6，7，8型 C型肝炎ウイルス

1)は子宮頸部や腟に感染し病変を形成するウイルス
2)は子宮頸部や腟に病変は形成しないが性行為感染や母子感染などの感染源となり得るウイルス
3)は子宮頸部に分泌されるが感染性は低いと考えられるウイルス。主にPCR法によりウイルス核酸が検出されるが，感染性のあるウイルスは検出されない

だ，前者でも感染の末期になれば核酸のみが検出されることもあります。

　子宮頸部や腟のウイルス感染の動態を考えるとき，考慮しなければならないことは，これらの部位は月経血の流れる道になっていることで，このことは，血液中（血漿中や白血球中）のウイルスも検出されることになるということです。

　いずれにしても，子宮頸部から検出されるウイルスは，子宮頸部に感染して増殖し病変を形成するようなものなのか，単に分泌されるだけのものなのか，血液中のウイルスが滲み出たものなのか，また，単にウイルスの核酸のみが検出されているのか，など種々な場合があります。そこで，臨床的，ウイルス学的立場から，子宮頸部のウイルス感染を表1のように分類してみました。

コラム　子宮頸部の解剖と生理

　子宮頸部は，子宮腟部（ectocervix, portio vaginalis）といわれる扁平上皮に被われる部分とその奥で子宮腔につながる円柱上皮に被われる子宮頸管（endocervix）に分かれます。扁平上皮と円柱上皮の境にある接合部はホルモンの作用に影響される移行帯と呼ばれるダイナミックに変化する部分でもあります。そのため年齢とともに変化することになります。

　子宮頸管から分泌される頸管粘液や子宮頸部の解剖学的変化，さらに腟壁から滲出される血清成分などは，子宮頸部や腟内の局所免疫に大きな影響を与えていると思われます。10歳代の若い女性の方が20歳代後半の女性よりもCMVやHPVの検出頻度が高いのは，年齢による子宮頸部の生理的な変化や易感染性の変化によるものと思われます。

第5章 子宮頸部と腟のウイルス感染

各 論

1. ヘルペスウイルス科

a 単純ヘルペスウイルス1型・2型 (Herpes simplex virus, type 1, type 2 ; HSV-1, HSV-2)

　子宮頸管炎を起こす病原体としては，クラミジア・トラコマチス，淋菌，そして単純ヘルペスウイルスが知られていますが，前2者については多くの研究がある一方，単純ヘルペスウイルスによる子宮頸管炎については，ほとんど研究されていません。その理由としては子宮頸部からの単純ヘルペスウイルスを検出する鋭敏な方法がないこと，その臨床所見についての詳細な記載に乏しいことが挙げられます。本項では，まず子宮頸部からのHSVの検出について，次にHSVによる病変の特徴について述べます。

(1) 子宮頸部からのHSV検出
■ 性器ヘルペスにおける子宮頸部からのHSV検出

　性器ヘルペス発症例では，外陰のみならず子宮頸管からもHSVが分離されます。その頻度は，感染病態により大きく異なります。私の経験では外陰に病変のある性器ヘルペス患者の場合，初発例では64.2％に，再発例では14.1％に，子宮頸管からもHSVが分離されました（P＜0.001）（表1）。どうして初発例と再発例でこのような差があるのかはよく分かりませんが，外陰の病変は一般に初発例の方が再発例に比べ遥かに広いので，初発例の方が子宮頸管にもHSVが排出される機会が多いのではないかと思われます。

　これには免疫も関連していると思います。初発では中和抗体がまだ十分にできていないため広い範囲にHSVが感染し病変ができるのに対し，再発では中和抗体が作られておりHSVの拡がりが抑制される上に抗体が腟や子宮頸管にも分泌されているのでこのような差が生じるのではないかと思っています。

　子宮頸管への単純ヘルペスウイルスの感染経路ですが，私は外陰に感染したHSVが知覚神

表1　性器ヘルペス患者における子宮頸管からのHSV分離

	外陰陽性	子宮頸管	
		陽性	陰性
初発	81例	52例 (64.2%)	29例
再発	205例	29例 (14.1%)	176例

経を上行し，仙髄神経節に至り，ここから仙骨神経叢と子宮腟神経叢を経て子宮頸管に排泄されるのではないかと考えています。

■ 無症候例における子宮頸部からの HSV 検出

外陰に性器ヘルペスの症状がなくとも，単純ヘルペスウイルス2型抗体を有している女性は子宮頸部に HSV-2 を排出していることが知られています。

長期にわたって継続的に毎日子宮頸部から HSV の分離を行った研究では，検出を行った日数のうちの 2.7％ の日に HSV が子宮頸管から分離されたと報告しています[1]。おおよそ，月に1日程度ということになります。ただ，個人差も大きい上に，もし PCR のような超高感度の方法を用いれば HSV-DNA の検出頻度はさらに上昇することになるでしょう。

このような無症候での HSV 排出は，性行為感染や母子感染において重要な役割を果たしていると考えられています。性器ヘルペスの既往がなくても HSV-2 抗体陽性女性では性器ヘルペスの既往のある女性とほぼ同じ頻度で子宮頸管などに HSV-2 を排出していると報告されています。

(2) 子宮頸部の HSV 病変

HSV の子宮頸部における病変は以下のような症状が主に ectocervix の扁平上皮に形成されるといわれています[2]。その特徴的症状としては

❶ 浅い潰瘍……小さいものはコルポスコピーでないと分かりません（図1a）
　　　　　　腟壁にもできることがあります（図1b）
❷ 黄灰色の壊死性病変……子宮頸癌と誤診されやすいので注意が必要です（図1c, d）
❸ 易出血性のうっ血状態（図1e）

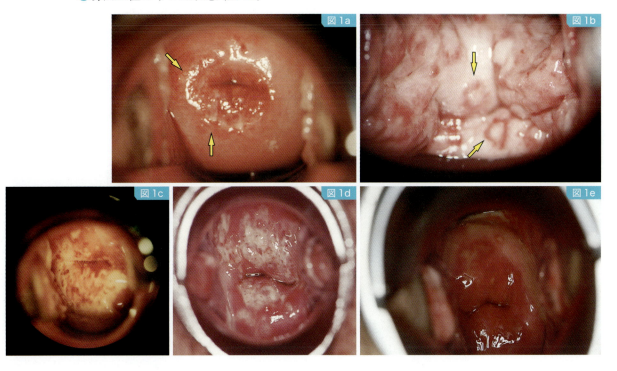

第5章　腟と子宮頸部のウイルス感染

❹腟部に圧痛があるとの報告があります。

　また感染が endocervix に及ぶと水様性の帯下が多量に出現することがあります。

　以上のような症状がみられる場合には，クラミジア・トラコマチス，淋菌などの子宮頸管炎の原因となる感染症の有無をチェックするだけでなく，子宮頸癌を除外するべく細胞診を行う必要があります。単純ヘルペスウイルスの検出ですが HSV の分離培養か LAMP 法や PCR 法などの核酸増幅法による HSV-DNA の検出を用いるとよいでしょう。現在保険診療が可能な蛍光抗体法を用いた感染細胞の検出は，非特異反応がみられることから用いないほうがよいでしょう。このような病変からの生検や細胞診によって HSV 感染に特徴的な所見（多核巨細胞など）が得られれば診断的な意義はあります。

b サイトメガロウイルス (Cytomegalo virus；CMV)

　CMV はヘルペスウイルス科の β-ヘルペスウイルス亜科に属し，唾液腺やリンパ球に潜伏感染するウイルスです。一般健康人に感染しても大部分が無症候ですが時に伝染性単核症様の症状や肝炎を発症することがあります。

　CMV は唾液や尿から排出されますが，子宮頸管からも排泄 (shedding) されていることが古くから知られています。

　子宮頸管からの CMV の分離はこのウイルスの母子感染に大きく関連しています。世界的には妊婦の子宮頸管から 3〜18％ の頻度で分離されると報告されています[3]。わが国では 1970 年に沼崎らが，妊婦の 15％ から分離され，妊娠初期に比べ妊娠末期により高率に検出され，子宮頸管の CMV は出生時の産道感染の感染源になっていると報告しています[4]。

　CMV は一般女性でも 10％ 程度は子宮頸管から排出されているといわれています[5]。また，子宮頸部の外反 (ectopy) が顕著なほど，その頻度が高いという報告もあります[6]。CMV は，男性の精液にも排泄されていますので，性交により伝播することも知られています。

　CMV は，子宮頸部に臨床的な病変を形成することはないとされていますが，コルポスコピーの専門家が「Immature metaplasia」という所見のあることを提唱していますが，一般には認められてはいないようです[7]。

c ヒトヘルペスウイルス 6 型, 7 型 (Human herpes virus 6, 7；HHV-6,7)

　このウイルスは，ヘルペスウイルス科の β-ヘルペスウイルス亜科に分類され，小児の突発性発疹の原因です。わが国ではほぼすべてのヒトが感染しています。その潜伏感染部位はマクロファージと考えられています。

　子宮頸部に排泄されることが知られています。わが国での研究では妊娠初期で妊婦の 25％ に，後期には 19.4％ に HHV-6 DNA が検出されたとの報告があります。しかしウイル

スそのものは検出されておらず，また，児への影響もないようです[8]。

　HHV-7 も突発性発疹の原因ウイルスで，ほとんどの人が感染しています。潜伏感染部位はリンパ球と考えられています。妊娠末期の妊婦の子宮頸部から 2.7％に HHV-7 DNA が検出されたと報告していますが，臨床的な意味はないようです[9]。

d　EB ウイルス (Epstein-Barr Virus；EBV)

　γ-ヘルペスウイルス亜科に属する EBV は伝染性単核症，バーキットリンパ腫や上咽頭癌の原因ウイルスとして知られています。B リンパ球に潜伏感染します。わが国でも 80％以上の人が感染していますが大部分不顕性感染です。

　子宮頸部の擦過細胞について *in situ* hybridization を用いて EBV 感染をみたとき，34％に検出されたと報告しています。しかし，これらは子宮頸部の悪性変化とは関係がなかったとしています[10]。

e　ヒトヘルペスウイルス 8 型 (Human herpes virus 8；HHV-8)

　HHV-8 は，HIV 感染者におけるカポジ肉腫の原因ウイルスとして知られています。HIV 陽性女性の子宮頸部から HHV-8 は検出されないといわれています。感染経路としての性行為感染は否定的です。

2. パピローマウイルス科

a　ヒトパピローマウイルス (Human papilloma virus；HPV)

　性器の HPV 感染は，外陰だけでなく，腟や子宮頸部など下部性器全体に及ぶと考えられます。外陰の尖圭コンジローマを有する患者では，その 3 分の 1 で腟壁にも多発性に病変がみられるといわれています。

　また，子宮頸部にも約 20％の症例に臨床的に病変がみられるといわれています。病変は子宮頸部の transformation zone にみられるといわれていますが，ectocervix の扁平上皮領域にもみられます。遺伝子型により，150 種以上に知られている HPV のうち約 30 種以上が性器に感染すると言われています。これらはさらに子宮頸部 CIN2，3 や子宮頸癌などの悪性病変の原因となるハイリスク (HR) HPV とならないローリスク (LR) HPV に分けられます。HR 群には HPV16，18，31，33，35，52，58 など，LR 群には HPV6，11，53，54，61，66 などがあります。

HPVはこのような遺伝子型の違いにより生物学的な相違があることは，興味深いところです。

(1) 子宮頸部からのHPV検出

感度の高いPCR法を用いると，子宮頸部に病変はなく，細胞診やコルポスコピー診でも異常所見のないいわゆる正常な女性の子宮頸部からHPV-DNAが22.5%にも検出されたと報告されています。その頻度は年齢により異なっていて，15～19歳では35.9%と高率で，20～29歳では28.9%，30～39歳では22.3%と低下していくとしています[11]。興味深いことに55歳以上から再び上昇しています。

悪性変化に関係の深いHR HPVも同様に若年齢に高い頻度です。おそらくHR HPV感染者の中から子宮頸部の悪性病変を発症する女性が出てくるのでしょう。

(2) HPV感染による子宮頸部の病変

HPV感染による子宮頸部の病変には，種々な形があります。主にtransformation zoneにみられますが，ectocervixの扁平上皮や頸管内にもみられます。

Meisels Aは以下の4つの病形があることを提唱しています[12]。

❶florid condyloma acuminatum

外陰でよくみられる花菜状の形をしたもので小さい突起の中にループ状の毛細血管がみられる（図2a～e）。

❷early condyloma acuminatum

平坦でcolposcopyでみるとaceto-white（酢酸加工にて白色になる）に変化する中にirregular surfaceまたはsmall asperities（強いて訳せば「ザラザラ感」）がみられる（図3a, b）。

❸flat condyloma

白色の平坦な病変で境界が明瞭である。その中にコルポスコピーでモザイクや赤点斑がみられる場合はCIN2/3と区別は難しい。ectocervixや腟壁にみられる場合はflat condylomaと考えられる（図4a, b）。

❹condylomatous vaginitis

酢酸加工しても白色に変化せず腟やectocervixに広くasperitiesがみられる状態。

「condylomatous vaginitis」という概念はよく分かりませんが，以下に提示する例はあるいは該当するかもしれません。

症例は30歳台の女性で近医から腟壁の尖圭コンジローマとして紹介されました。

写真のように腟壁に白色の微妙な斑点がみられ，表面がザラザラしたようにみえます（図5a）。early condyloma acuminatiumの分類で"asperities"と表現されている病変かもしれません。本例の細胞診（図5b）や組織診（図5c, d）では，コイロサイトがみられ，病理医はHPV infectionと診断しています。なお，本例では中～高リスクHPVが高値に検出されています。低リスクHPVは陰性でした。興味深いことに3カ月後には自然治癒しました。

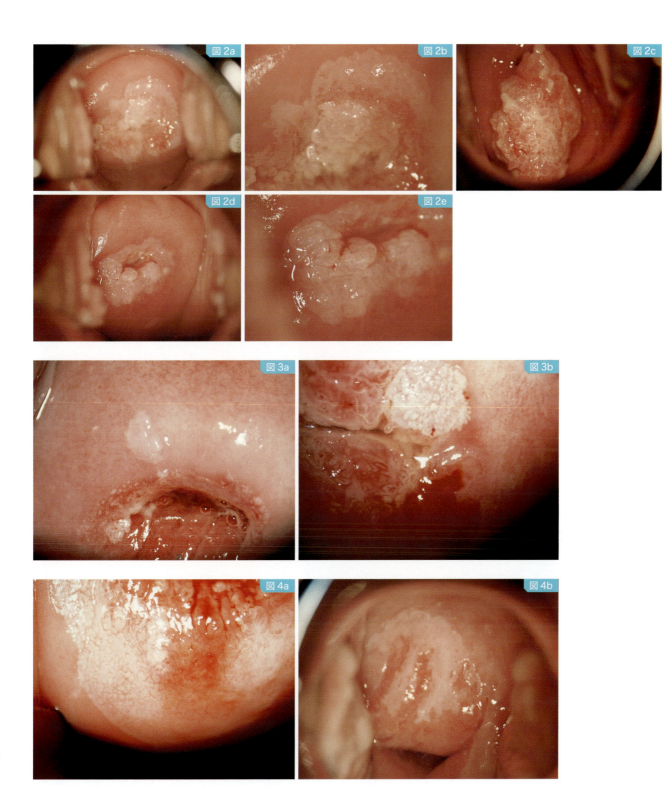

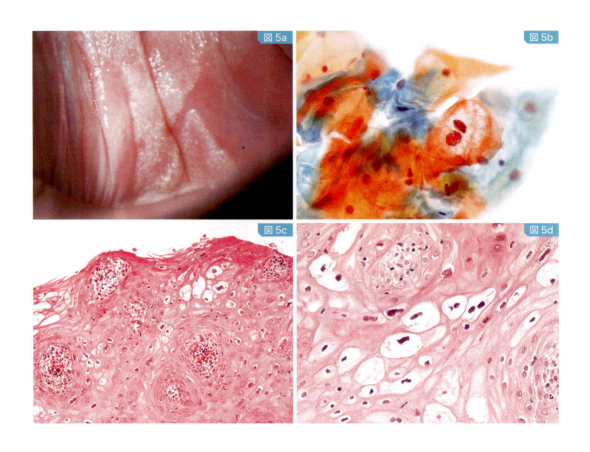

3. レトロウイルス科

a ヒト免疫不全ウイルス（Human immunodeficiency virus；HIV）

　HIVが子宮頸管や腟の分泌物中に含まれていることは，性交により男性に伝播することからも明らかです。HIVは，CD4（＋）リンパ球だけでなく血漿中にも含まれているので月経血などを介して子宮頸管に排出されることは容易に想像されます。

　ある報告では，HIV陽性妊婦の子宮頸管や腟から採取した分泌物の細胞成分では55％，液性成分では24％にHIVが検出されたとしています[13]。

　HIVは，子宮頸部や腟に何らかの病変を形成することはなく，またこの部で増殖することもないと思います。

　分泌されるウイルス量は，血漿中のHIV量に相関すると考えられています。また，梅毒，性器ヘルペスなどの潰瘍を伴った性感染症や性器クラミジア感染症や淋菌感染症などのように潰瘍を伴わない性感染症が合併する場合にも，HIVの排泄量は増えるといわれています。これらの性感染症ではHIVの感染部位であるCD4（＋）リンパ球が集積されるからであると考えられています。

母子感染のリスクは，子宮頸管・腟からの HIV の分泌量が多いほど高いといわれています[14]。

b ヒトTリンパ球向性ウイルス（Human T-lymphotropic virus-1 ; HTLV-1）

HTLV-1 は成人 T 細胞白血病の原因として発見されました。母乳を通じての母子感染がその主な感染経路ではありますが，性行為感染も知られています。夫婦間における研究では男性（夫）から女性（妻）への感染は 27.3％であるのに対し，女性（妻）から男性（夫）への感染は 6.7％といわれています。

ペルーも HTLV-1 の高い浸透地域ですが，HTLV-1 抗体陽性女性の子宮頸部から 52～68％の高率に HTLV tax DNA が検出されています。子宮頸管炎の合併している場合が特に高率であったとしています[15]。

文献

1) Wald A, Zeh J, Barnum A et al：Suppression of Subclinical Shedding of Herpes Simplex Virus Type 2 with Acyclovir, Ann Intern Med 124：8-15, 1996
2) Corey L, Adams HG, Brown ZA et al：Genital herpes simplex virus infections：clinical manifestations, course, and complications. Ann Intern Med 98：958-972, 1983
3) Willmott FE：Cytomegalovirus in female patients attending a VD clinic. Brit J Vener Dis 51：278-280, 1975
4) Numazaki Y, Yano N, Morizuka T, Takai S, Ishida N：Primary infection with human cytomegalovirus：virus isolation from healthy infants and pregnant women. Am. J. Epidem 91（4）：410-417, 1970
5) Stagno S, Pass RF, Dworsky ME, Alford CA：Maternal Cytomegalovirus Infection and Perinatal Transmission. Clinical Obst Gynecol 25：563-576, 1982
6) Critchlow CW, Wölner-Hanssen P, Eschenbach DA, Kiviat NB, Koutsky LA, Stevens CE, Holmes KK：Determinants of cervical ectopia and of cervicitis：age, oral contraception, specific cervical infection, smoking, and douching. Am J Obstet Gynecol 173：534-543, 1995
7) Paavonen J, Stevens CE, Wølner-Hanssen P et al：Colposcopic manifestations of cervical and vaginal infections. Obstet Gynecol Surv 43：373-381, 1988
8) Maeda T, Okuno T, Eon T et al：Outcomes of infants whose mothers are positive for human herpesvirus-6 DNA within the genital tract in early gestation. Acta Paediatr Jpn 39：653-657, 1997

9) Okuno T, Oishi H, Hayashi K et al：Human Herpesviruses 6 and 7 in Cervixes of Pregnant Women. J Clinic Microbiol 33：1968-1970, 1995
10) Schön HJ, Schurz B, Marz R et al：Screening for Epstein-Barr and human cytomegalovirus in normal and abnormal cervical smears by fluorescent in situ cytohybridization. Arch Virol 125：205-214, 1992
11) Onuki M, Matsumoto K, Satoh T et al：Human papillomavirus infections among Japanese women：age-related prevalence and type-specific risk for cervical cancer. Cancer Sci 100：1312-1316, 2009
12) Meisels A, Roy M, Fortier M et al：Condylomatous lesions of the cervix：Morphologic and colposcopic diagnosis. Am J Diagn Gynecol Obstet 1：109-116, 1979
13) Tuomala RE, O'Driscoll PT, Bremer JW et al：Cell-associated genital tract virus and vertical transmission of human immunodeficiency virus type 1 in antiretroviral-experienced women. J Infect Dis 187：375-384, 2003
14) John GC, Nduati RW, Mbori-Ngacha et al：Correlates of Mother-to-Child Human Immunodeficiency Virus Type 1 (HIV-1) Transmission：Association with Maternal Plasma HIV-1 RNA Load, Genital HIV-1 DNA Shedding, and Breast Infections. J Infect Dis 183：206-212, 2001
15) Zunt JR, Dezzutti CS, Montano SM et al：Cervical shedding of human T cell lymphotropic virus type I is associated with cervicitis. J Infect Dis 186：1669-1672, 2002

あとがき

　今から約45年前，子宮頸癌の原因は単純ヘルペスウイルス2型（HSV-2）ではないかといわれていました。もしこれが正しいとするならば，私は「感染症」から「癌」への変化をぜひ見たいと思いました。さらに，ワクチンをつくってHSV-2感染を予防できれば，女性を子宮頸癌から解放できるかもしれないという途方もない夢を抱いてHSV-2の研究に入ったのでした。

　ところが当時，HSV-2が日本にあるかどうかも分かりませんでした。単純ヘルペスウイルス（HSV）を2型かどうか同定する方法がなかったのです。そこで，性器からの単純ヘルペスウイルスの分離培養をまずはじめ，分離されたHSVが2型かどうかを決める方法の開発を故 吉野亀三郎先生（東京大学医科学研究所ウイルス学教授）と共にはじめました。これが私が性器のウイルス感染症を研究する契機となりました。

　1970年当時ウイルス学に基づいた性器のHSVの研究は，わが国では全く行われていませんでした。そこで私は性器の種々の病変からHSVの分離をかなりしつこく行いつつ，性器ヘルペスを追及してきました。そこでわかったことは，原因となるウイルスが「単純」ヘルペスウイルスとはいえ，感染病態は大変「複雑」であることでした。

　臨床症状も多種多様であり，症状で診断することは難しく，その上他の原因による外陰疾患も多くの種類があることも相まって，誤診は日常茶飯事という有様でした。研究を開始してから，約45年も経ってみると，HSVを分離培養して診断し得た性器ヘルペスは1,000例以上になりました。ここにこれまでの経験を整理しつつ性器ヘルペスの臨床をまとめると共に，お役にたてればと思い，私の誤診例もあえて提示することにしました。

　HSV-2が子宮頸癌の原因であると信じていた私は，1981年アトランタで開かれた国際ヘルペスウイルス会議でHarald zur Hausen先生と運命的な出会いをしました。先生はその時，子宮頸癌の原因はHSV-2よりもヒトパピローマウイルス（HPV）の方が怪しいようだと話されたのです。また尖圭コンジローマからHPV-6が検出されるとも話されたので，私の採取しておいた尖圭コンジローマの組織を先生に送ったところ，HPVが検出されたとお返事をいただきました。西ドイツと日本で同じウイルスが見つかるということに驚きました。この時から先生と私の共同研究がはじまりました。そして先生のグループは，1983年に子宮頸がんからHPV16/18という癌に特異的なHPVを発見されました（後に先生は2008年にこの発見によりノーベル医学生理学賞を受賞されたのはご存じの通りです）。私は先生に早速HPV16/18を送ってほしいとお願いしたところ，間もなく送ってくれたのでした。そして，日本のHPV研究が開始されることになりました。

私は1982年以来HPV研究を行ってきましたが，1990年後半に愚息の敬がHPV研究を引き継いでくれました．愚息はさらにHPV-16に感染してしまった女性を治療する新しいコンセプトの治療ワクチン開発を試みています．もしこれが成功すれば子宮頸部上皮内腫瘍を有する多くの女性に福音となるでしょう．

　ご存じの通り，子宮頸がんの原因はFPV16/18に代表される高リスク群HPVであることが確定し，すでに感染予防ワクチンが開発され，全世界で接種されています．45年前に私が抱いた夢が現実となりました．私にとっては人一倍，感慨深いものがあります．

　このような私と愚息のウイルス研究の経緯から，本書は性器の単純ヘルペスウイルスとヒトパピローマウイルスが中心になりました．水痘・帯状疱疹ウイルス，伝染性軟属腫ウイルス，サイトメガロウイルスなども性器に感染しますが，現在は日常臨床的にはあまり重要でありません．ただ，今後の研究の進展によっては重要になることもあり得ます．

　本書の執筆にあたって写真のご提供など多大なご協力をいただいた東京慈恵会医科大学 名誉教授 新村眞人先生，岡山大学 名誉教授 新居志郎先生，宮本町中央診療所 院長 尾上泰彦先生にこの場をお借りして厚く御礼申し上げます．なお，本書が出版できたのは金原出版株式会社編集部中立稔生氏のお蔭です．慈に心から深謝致します．

　最後に女性性器のウイルス感染症の感染病理の研究が進み，これに基づいた正確な診断と治療，そして予防が行われるように切に望みます．

2016年3月

川名　尚

索 引

和 文

あ

赤い病変　123
浅い潰瘍性病変　120
アシクロビル　5, 154

い

一般的血清診断（性器ヘルペス）　152
イムノクロマト法（性器ヘルペス）　151

う

ウイルス様粒子　210

え

液体窒素　170, 214
エンベロープ　140

お

オーラルセックス　14

か

ガーダシル®　210
外陰帯状疱疹　221
外套細胞　230
潰瘍性病変　3
カウンセリング　158
核酸増幅法　4, 151
カクテルワクチン　210
痂皮　219

片側性潰瘍　41
型特異的血清診断　152
下腹部放射線照射による再活性化　51
カプシド　140
カポジ水痘様発疹症　63
カポジ肉腫　245
カリフラワー状　172
癌化（尖圭コンジローマ）　197
感染経路　148
感染細胞検出法　4
感染病理学的分類　145

き

丘疹状　168, 174
急性外陰潰瘍〔リップシュッツ（Lipschütz）潰瘍〕　110
局所療法（性器ヘルペス）　6

け

蛍光抗体法　150
蛍光標識マウスモノクローナル　231
経腸管投与　216
外科的切除法　170
血清診断　152

こ

コア蛋白　140
向神経性　142
口唇ヘルペス　16
構造蛋白質 L1，L2　208

紅斑　218
抗ヘルペスウイルス薬含有軟膏塗布　155
肛門や肛門周囲の再発　57
高齢者の初発　37
呼吸器乳頭腫症　212
誤診例　105

さ

サーバリックス®　210
再活性化　138, 143
細菌性外陰炎　143
サイトメガロウイルス　244
再発　3, 143
　——性器ヘルペスの治療　82
　——部位の分布　74
　——抑制療法　157
　——率　141
酢酸加工　191
嗄声　212
三叉神経節　143
産褥性器ヘルペス　104

し

自家接種　234
子宮頸管　241
　——炎　33, 89
子宮頸部　241
　——尖圭コンジローマ　196
　——の HPV による病変　191
　——の HSV 病変　243

253

──の粘膜免疫の誘導システム
　　　　　　　　　　　　　　216
子宮腟部　241
　　──・腟病変　83
若年性再発性呼吸器乳頭腫症　212
漿液性帯下　21
小水疱　218
初発　3, 143
神経細胞　230
神経痛様　25
　　──の疼痛　219
神経分布領域　218
新生児ヘルペス　103, 160
　　──予防　161

す

水痘　230
水痘・帯状疱疹ウイルス　218, 230
水疱　3
髄膜炎　142
　　──併発症例　34
髄膜刺激症状　24, 142, 147
水様性の帯下　244

せ

性感染症の動向調査　163
性器伝染性軟属腫　234
性器ヘルペス　2
　　──合併妊娠　159
　　──初発例のIgM抗体推移　153
　　──の鑑別診断　149

　　──の治療　155
　　──の臨床検査　148
　　──の臨床分類　2
生殖器HPV　208
脊髄神経後根神経節　230
接触皮膚炎　125
尖圭コンジローマ　168
　　──の疫学　208
仙骨神経支配領域　4
線状病変　31
仙髄神経節　2, 143
先天異常　159
先天性水痘症候群　231
潜伏感染　143

そ

増殖感染　208

た

帯状疱疹後神経痛　219
多核巨細胞　244
多発病変　138
単純ヘルペスウイルス　2
　　──1型・2型　140, 242
　　──1型による重症な再発例
　　　　　　　　　　　　60
　　──2型抗体保有率　163
　　──感染後の抗体推移　153
　　──抗原検出法　4, 151
　　──子宮頸管炎　33, 89
　　──の感染病理　143

　　──の胎内感染　159

ち

知覚異常　218
知覚神経　2, 144
　　──末端　144
恥丘の病変　71
腟・外陰真菌症　23
腟・子宮頸部の病変　47
腟悪性病変　186
腟前庭乳頭腫症　200
腟壁病変　90
中心臍窩　234
治療経過（性器ヘルペス）　81

て

テグメント　140
電気焼灼　214
伝染性単核症　245
　　──様　244
伝染性軟属腫ウイルス　234
臀部ヘルペス　74

と

凍結療法　170, 214
糖尿病合併例　40
ドーム状腫瘍　234
突発性発疹　245

に

乳白色の粥状物質　234

尿道炎　90
妊娠合併尖圭コンジローマ　198
妊娠中の性器ヘルペス　91
　──の治療　161

ね

ネットワーク　216
粘膜型 HPV　208
粘膜リンパ球　216
年齢分布　163

は

パイエル板　216
排泄　240
排尿・排便困難　25
ハイリスク HPV　245
白色ワセリン　237
初感染　2
　──初発　95, 144
バラシクロビル　5, 154

ひ

微小病変　81
ヒト T リンパ球向性ウイルス　249
ヒト乳頭腫ウイルス　168
ヒトパピローマウイルス　207, 245
　──タイピング　169
　──ワクチン　210, 216
ヒト免疫不全ウイルス　248
非初感染　2
　──初発　95, 144

皮膚型 HPV　208
病原診断　149

ふ

ファムシクロビル　5, 154
深い潰瘍性病変　78, 110
不顕性感染　144, 210
分泌　240
分娩様式　101
　──の選択　161
分離培養法　4, 149

へ

平坦状　168
ヘパラン硫酸　208
ヘルペスウイルス　140
　──6 型, 7 型　244
　──8 型　245
ヘルペス性瘭疽　7
扁平状　193

ほ

ボーエン病　189
ボーエン様丘疹症　187
ホーミング　216
ポックスウイルス　237

み

ミズイボ　234

む

無菌性髄膜炎　147

め

免疫グロブリングラス別抗体　152
免疫能　53

や

やまびこ診断　169

ゆ

疣贅状　168, 174

れ

レーザー蒸散　213, 214

ろ

老人性の外陰　126
ローリスク HPV　245

欧文・数字

欧文

aceto-white 246
Bowenoid papulosis 189
condylomatous vaginitis 246
E1 208
E2 208
E6 208
E7 208
early condyloma acuminatum 246
EB ウイルス 245
ectocervix 241
Elsberg 症候群 28
flat condyloma 246
florid condyloma acuminatum 246
glycoprotein G 152
Human immunodeficiency virus（HIV） 248
Human papilloma Virus（HPV） 168
Human T-lymphotropic virus-1（HTLV-1） 249
IgM 抗体 152
irregularsurface 246
JORRP 212
L1 キャプシド蛋白質 210
L1/L2 キャプシド 208
LAMP 法 151
nonprimary first episode 2, 44, 55
molluscum contagiosum virus（MCV） 234
molluscum 小体 235
Paget 病 127
PCR 法 151
shedding 240
small asperities 246
VAIN 186
Varicella zoster virus（VZV） 230
VZV 抗原 219

数字

3％酢酸加工 196
3％ビダラビン軟膏 6
5％アシクロビル軟膏 6
5％イミキモドクリーム 170, 214
5FU 軟膏 196

著　者

川名　尚（かわな・たかし）　医学博士

1963 年	東京大学医学部医学科 卒業
1964 年	東京大学医学部附属病院産科婦人科 入局
1970 年	同 助手
1975 年	日米癌協力事業として Johns Hopkins University ならびに Emory University において単純ヘルペスウイルス 2 型の共同研究
1979 年	東京大学医科学研究所ウイルス部非常勤講師
1986 年	東京大学医学部教授（附属病院分院産婦人科）
1999 年	東京大学医学部定年退職，東京大学名誉教授
1999 年	帝京大学医学部附属溝口病院産婦人科教授
2009 年	帝京平成看護短期大学学長
	帝京大学医学部附属溝口病院産婦人科客員教授

現在に至る

〈学会活動〉
- 日本産科婦人科学会 名誉会員
- 日本性感染症学会 名誉会員
- 日本感染症学会 名誉会員
- 日本癌学会 名誉会員
- 日本婦人科腫瘍学会 名誉会員
- 日本産婦人科感染症学会 理事長
- 日本ウイルス学会 評議員

〈研究活動〉
- 文部省 がん特別研究「ヒトパピローマウイルスと子宮頸がんの関係」主任研究者
- 厚生相 心身障害研究「母子感染防止に関する研究」主任研究者
- 厚労省 厚生科学研究「性感染症の効果的な蔓延防止に関する研究」分担研究者

川名　敬（かわな・けい）　医学博士

1993 年　東北大学医学部 卒業
1993 年　東京大学医学部産科婦人科学 研修医，同医員
1996 年　厚生労働省　ヒューマンサイエンス振興財団 研究員
　　　　　国立感染症研究所にて「HPV ワクチンの基礎研究」を開始
1998 年　東京大学医学部産科婦人科学教室 助手
2003 年　米国ハーバード大学（Brigham and Women's Hospital）産婦人科　Research Fellow
2005 年　東京大学医学部産科婦人科学教室 助教
2011 年　東京大学医学部産科婦人科学教室 講師
2013 年　東京大学大学院医学系研究科，生殖発達加齢医学専攻，
　　　　　産婦人科学講座 生殖内分泌学分野 准教授
　　　　　現在に至る

〈学会活動〉
　WHO Global HPV Laboratory Network 西太平洋地域ラボ代表
　日本性感染症学会 理事
　日本産科婦人科学会 幹事，代議員
　日本婦人科腫瘍学会 理事
　日本生殖免疫学会 評議員

〈研究活動〉
　日本産科婦人科学会　第 54 回総会シンポジウム「子宮頸癌の発生と進展～その制御を目指して」シンポジスト（2002）
　日本医学会　第 137 回シンポジウム「抗体療法の新しい展開」シンポジスト（2009）

〈受賞〉
　2004 年　米国生殖医学会 免疫部門優秀賞
　2005 年　米国産科婦人科学会 基礎系学会長賞
　2008 年　アジアオセアニア性感染症・腫瘍学会 最優秀賞
　2009 年　日本産科婦人科学会 学術奨励賞
　2011 年　日本癌治療学会　優秀演題賞
　2014 年　JOGR Best Reviewer's Award
　2015 年　神澤医学研究財団 神澤医学賞